Mosaik

Prof. Dr. med. Gerhard Sitzer (Hrsg.)

Stefanie Roediger-Streubel

Gesund durch Mineralstoffe und Spurenelemente

Wofür wir sie brauchen
Was uns fehlt,
wenn sie uns fehlen

Mosaik Verlag

Herausgeber

Prof. Dr. med. Gerhard Sitzer, praktizierender Arzt für Neurologie und Psychiatrie in Gütersloh, ist stellvertretender Vorsitzender der Deutschen Schlaganfall-Stiftung und Berater der Bertelsmann Stiftung, Referat Medizin und Gesundheitswesen

Autorin

Stefanie Roediger-Streubel, Diplom-Diätassistentin und Ernährungsberaterin DGE, war lange Jahre als Redakteurin für die Bereiche Kochen, Gesundheit und Ernährung tätig. Die renommierte Food-Journalistin lebt heute als freie Autorin in Hamburg. Bisher hat sie zwanzig Fach- und Kochbücher veröffentlicht.

Der Mosaik Verlag ist ein Unternehmen
der Verlagsgruppe Bertelsmann

Umschlaggestaltung: Martina Eisele
Umschlagfoto: Informationsgemeinschaft Bananen
Satz: Filmsatz Schröter GmbH, München
Druck und Bindung: Ebner Ulm
Printed in Germany
ISBN 3- 576-10219-1

»Da flehen die Menschen die Götter an um Gesundheit und wissen nicht, daß sie die Macht darüber selbst besitzen.«

DEMOKRIT

Meinem Mann Karsten
in Liebe gewidmet

Inhalt

Abkürzungen

i.D. = im Durchschnitt	l = Liter	µg = Mikrogramm (1 µg = 0,001g)
i.Tr. = in der Trockenmasse	ml = Milliliter	% = Prozent
Tk = Tiefkühlkost	kg = Kilogramm	
Msp = Messerspitze	g = Gramm	
EL = Eßlöffel	mg = Milligramm (1 mg = 0,001 g)	
TL = Teelöffel		

Vorwort

Aus eigener Erfahrung und aus der bisherigen Resonanz zum Projekt der Bertelsmann Stiftung »Manuelle Medizin und Uveitis« ist mir deutlich geworden, daß viele Menschen an Krankheiten leiden, für die die heutige Medizin noch keine Antwort weiß.

Offensichtlich führen in unserer Zeit Lebens- und Arbeitsbedingungen sowie Streßfaktoren zu Krankheiten, die wir früher nicht gekannt haben. Nicht nur bei älteren Menschen, auch bei Kindern und Säuglingen gibt es Hinweise darauf, daß eine Mitursache solcher Krankheitsbilder unter Umständen in einem gestörten Stoffwechsel von Mineralstoffen und Spurenelementen zu finden ist.

Sowohl der allgemeinen als auch der medizinischen Öffentlichkeit ist die Bedeutung von Mineralstoffen und Spurenelementen nicht immer bewußt. Durch die Änderung der Umwelt und der Nahrungskette ist ihre Verteilung eine andere als früher geworden. Wir wissen, daß eine ausreichende Versorgung mit diesen Biostoffen lebenswichtig ist und daß Mangelerscheinungen in vielen Ländern weiter verbreitet sind als Vitaminmangelerkrankungen.

Die Bertelsmann Stiftung hat es sich zur Aufgabe gemacht, dieses Informationsdefizit mit dem Projekt »Mineralstoffe und Spurenelemente« zu beheben.

Das vorliegende Buch stellt eine hervorragende Ergänzung dar und bietet die praktische Umsetzung für die tägliche Ernährung, um eine optimale Versorgung mit Mineralstoffen und Spurenelementen zu gewährleisten.

LIZ MOHN

Wenn wir heute die Krankheitsstatistiken unserer Patienten betrachten, so ist erkennbar, daß die großen Volkskrankheiten »geschlossen dominieren«: Erkrankungen von Herz, Kreislauf, Magen und Darm stehen an erster Stelle der Krankheiten, die mehr oder weniger durch unvernünftige Lebensweise der Patienten mitverursacht werden können. Die Zahl der Krebserkrankungen stellt den Mediziner noch immer vor ein großes therapeutisches Problem. Schließlich darf man nicht die chronischen Erkrankungen wie Diabetes, des rheumatischen Formenkreises und die des Gefäßsystems vergessen, die auch im Zusammenhang mit der Lebensweise stehen. Solche chronische Erkrankungen wiederum führen aufgrund ihrer sozialen und volkswirtschaftlichen Auswirkung zu einer immensen finanziellen Belastung unseres Gesundheitssystems.

Schon seit einigen Jahren ist in der Medizin eine deutliche Tendenzwende bei der Behandlung von Erkrankungen zu erkennen. Der Gedanke der Prävention durch eine gesunde Lebensweise spielt zunehmend eine dominierende Rolle. Immer öfter werden Ärzte von aufgeklärten Patienten mit Erkenntnissen der alternativen Medizin und der Erfahrung der Naturheilkunde konfrontiert.

Im Rahmen einer vernünftigen und gesunden Ernährungsweise haben Mineralstoffe und Spurenelemente eine zunehmend wichtige Bedeutung. Veränderte Umwelt- und Arbeitsbedingungen, Änderung der Nahrungskette und Streßfaktoren können die früher gegebenen Voraussetzungen für die Aufnahme von Mineralstoffen und Spurenelementen ändern. Die Überdüngung des Bodens und die Abtrennung einzelner Bestandteile in der Nahrung führen bei den in sehr kleinen Mengen vorhandenen Elementen zu beträchtlichen Konzentrationsverschiebungen. Übermäßiges Erhitzen, langes Lagern sowie unvorteilhafte Zubereitung der Speisen bewirken, daß unser Körper nicht immer ausreichend mit diesen lebensnotwendigen Biostoffen versorgt wird.

Unsere Patienten haben zunehmend Kenntnis von diesen Zusammenhängen. Wer ist nicht schon damit konfrontiert worden, daß ein Patient mit Herz-Kreislauf-Problemen auf die Bedeutung von Magnesium hinweist oder gar eine eigene Substitution vorgenommen hat. Die Rolle von Selen bei der Krebstherapie wird immer wieder in Zeitschriftenartikeln behandelt. Die Kenntnis über die Bedeutung von Zink für den Heilungsprozeß der Haut ist in die Schulmedizin eingegangen.

Das in Zusammenarbeit mit der Bertelsmann Stiftung entstandene Buch »Mineralstoffe und Spurenelemente« informiert kompetent und medizinisch abgesichert über die Bedeutung dieser Elemente, weist auf ihre Wirkung hin und gibt wichtige Hinweise für eine bedarfsgerechte Versorgung.

PROF. DR. MED. G. SITZER

Einleitung

Ohne die »Biowunder« läuft in unserem Stoffwechsel gar nichts

Wir kennen die Erde, den Mond, Planeten und Sterne, Tiere, Pflanzen und Steine; doch die Elemente, von denen unsere Gesundheit abhängt, kennen nur wenige. Das mag daran liegen, daß die Erforschung dieser winzigen Helfer und Heiler, die in unserer Ernährung stecken, sträflich vernachlässigt wurde. Während man bereits um die Jahrhundertwende detaillierte Kenntnisse über die Wirkungsweise von Vitaminen und ihre Bedeutung für den menschlichen Organismus hatte, wußte die Wissenschaft gerade erst von der Existenz der Mineralstoffe und Spurenelemente. Vor gut 30 Jahren dann begann man den Schleier zu lüften und sich intensiver mit ihrer Bedeutung und Wirkungsweise zu beschäftigen. Heute weiß man, daß wir etwa 18 Mineralstoffe und Spurenelemente mit der Nahrung aufnehmen müssen, um gesund und leistungsfähig zu bleiben.

Der Mensch ist ein wahres Chemielabor. Ein etwa 70 Kilogramm schwerer Mann besteht aus 45,1 Kilo Sauerstoff, 12,3 Kilo Kohlenstoff, 7 Kilo Wasserstoff, 2,1 Kilo Stickstoff und 3,5 Kilo Mineralien. Letzteres ist zwar eine eher geringe Menge (etwa 5 Prozent vom gesamten Körpergewicht), aber der Mineralstoffanteil entscheidet über Leben und Tod. Ohne diese Elemente geht gar nichts.

Wir brauchen die Elemente als Baustoffe für das Wachstum der Knochen und Zähne, Haare, Haut und Nägel. Sie sind Kraftstoffe für Herz und Kreislauf, Muskeln und Gehirn. Sie fungieren als Transporter für Sauerstoff, Vitamine, Hormone und Enzyme. Sie regeln als eine Art Polizei den Flüssigkeitshaushalt und geben als Informanten (Elektrolyte) elektrische Signale von Körperzelle zu Körperzelle weiter. Sie sorgen für das richtige Säure-Basen-Gleichgewicht und sind bei der Bildung von Hormonen nötig. Oft sichern

Mineralstoffe und Spurenelemente – in unvorstellbar winzigen Mengen – das lebensnotwendige Gleichgewicht der verschiedenen Organsysteme, wie Verdauung, Stoffwechsel, Ausscheidung oder Fortpflanzung.

Ein bißchen Mengenlehre

Ob es sich um Mineralstoffe oder um Spurenelemente handelt, ist eine Frage der Mengenverhältnisse. So sprechen Wissenschaftler von Mengenelementen, wenn sie Kalium, Chlor, Magnesium, Phosphor, Kalzium und Natrium meinen. Diese Mineralien bilden im Körper den überwiegenden Anteil dieser 5 Prozent im Vergleich zu den Spurenelementen, die zusammen insgesamt nicht mehr als 10 Gramm ausmachen.

Zu den Spurenelementen, die bis heute auf ihre Wichtigkeit erforscht wurden, gehören Eisen, Jod, Mangan, Chrom, Fluor, Kobalt, Kupfer, Molybdän, Nickel, Selen, Silizium und Zink. Es hat sogar den Anschein, daß so giftige Stoffe wie Aluminium, Arsen, Blei und Cadmium in winzigen Dosierungen lebensnotwendig sein können; die Forschung der nächsten Jahrzehnte wird uns hierüber Aufschlüsse geben. Spurenelemente sind – wie es der Name schon andeutet – in äußerst geringer Menge vorhanden, eben in »Spuren« (die nach millionstel Gramm gemessen werden). Als funktionsfördernde Nahrungsinhaltsstoffe sind sie jedoch unverzichtbar.

Zündfunke des Lebens

Mineralstoffe und Spurenelemente sind biologisch wirksame anorganische Stoffe (Metalle, Halbmetalle, Gesteine) aus dem Boden und dem Wasser; in der Natur kommen sie überwiegend als »Salze« vor. Da unser Körper sie nicht selbst herstellen kann, müssen wir sie ein Leben lang mit der Nahrung aufnehmen. Im Prinzip kein Problem, denn der Mensch ist sowohl ein Fleisch- als auch ein Pflanzenesser. Pflanzen sind die einzigen Lebewesen, die Mineralien aus dem Boden auf direktem Weg verwerten. Tiere ernähren sich zumeist von Pflanzen und kommen so an die wertvollen Stoffe heran.

Unsere Vorfahren, die Jäger und Sammler, konnten sich noch darauf verlassen, was der Boden hergab: natürliche mineralstoffreiche Nahrung. Heute sieht das ganz anders aus: Gesunde, lebendige Böden, auf denen Pflanzen in einer intakten Umwelt gedeihen, gibt es kaum noch. Wasserverschmutzung, Schädlingsbekämpfung und unsachgemäße Düngung haben entscheidende Auswirkungen auf unsere Nahrungsmittel. Zudem hat sich auch unsere Lebensweise geändert: weniger Bewegung, mehr Industrialisierung, mehr negativer Streß, zu einseitige, gedankenlos zusammengestellte Kost (zum Beispiel Fast food), zuviel Alkohol, Nikotin, Süßes und Fettes. All dies kann – wie auch die körperliche Konstitution, bestimmte Krankheiten, Alter und Geschlecht (Frauen zum Beispiel brauchen während Menstruation und Schwangerschaft mehr Eisen als sonst und in den Wechseljahren mehr Kalzium als Männer) – unseren Mineralstoffhaushalt ganz schön durcheinanderbringen und sogar zu schweren Mangelerscheinungen führen. Welche Auswirkungen eine derartige Störung auf lange Sicht hat, läßt sich noch nicht absehen. Auf jeden Fall aber ist es falsch zu glauben, daß zutage tretende Schäden einfach durch die Einnahme von Pillen oder Pülverchen zu beheben sind.

Seit Jahren mahnt die Deutsche Gesellschaft für Ernährung (DGE), dem Mineralstoffproblem mehr Aufmerksamkeit zu widmen. Nach wie vor aber stehen die Vitamine im Rampenlicht des öffentlichen Interesses. Dabei ist eines klar: Mineralstoffe und Spurenelemente sind viel wichtiger als bislang angenommen. Es ist sogar denkbar, daß sie eines Tages als wichtige Waffen im Kampf gegen Arteriosklerose und Krebs unentbehrlich sein werden. Wissenschaftler und Forscher in vielen Ländern arbeiten auf diesem Gebiet. Hoffen wir, daß sie bald zu aufschlußreichen Ergebnissen kommen.

Bis es soweit ist, können Sie selbst initiativ werden und etwas für Ihre Gesundheit tun, indem Sie auf die richtige Zusammensetzung Ihrer Ernährung achten. Dazu brauchen Sie Informationen über Wirkung, Vorkommen, Nebenwirkungen und Wechselbeziehungen der wichtigsten Mineralstoffe und Spurenelemente.

Dieses Buch zeigt Ihnen den neuesten Stand der Wissenschaft. Sie werden vieles darin finden, was Sie bisher nicht gewußt haben und was selbst Ihr Hausarzt nicht weiß. Denn immer noch dient unsere Medizin dazu, Krankheiten zu heilen, anstatt ihnen vorzubeugen. Hier können Sie entscheidend mitwirken. Mit dem richtigen Knowhow werden Fitneß und Gesundheit zum Vergnügen.

Mineralstoffe und Spurenelemente von A bis Z

Bis heute sind 18 chemische Elemente bekannt, die für den Ablauf unserer Lebensfunktionen unverzichtbar sind. Die bisherigen Darstellungen über Mineralien behandelten meist nur Vorkommen und Verwertung dieser Biostoffe in unserem Körper. Doch ihre Wirkung ist viel komplexer. So beeinflussen sich zum Beispiel Mineralstoffe und Spurenelemente in weiten Bereichen nicht nur gegenseitig – auch mit manchen Vitaminen, Eiweißen und Ballaststoffen kommt es zu Wechselwirkungen.

Gleichgewichtsreaktionen und Regelkreise sind geradezu typisch für das Funktionieren unseres Organismus. Mangel an einem Mineralstoff verändert daher nicht nur die unmittelbaren Bereiche, für die dieser Stoff zuständig ist, er greift auch in die Regelkreise der anderen mit ein.

Auf den folgenden Seiten finden Sie eine Übersicht der für uns wichtigsten Mineralstoffe und Spurenelemente, soweit sie bereits erforscht wurden. Dabei wird stets nach dem gleichen Grundsystem verfahren: Vorkommen, Funktion, Mangelerscheinungen, Überdosierungen (Giftigkeit), Wechselwirkungen, täglicher Bedarf und Bedarfsdeckung durch Nahrungsmittel, die besonders reich an dem betreffenden Mineralstoff oder Spurenelement sind, sowie praktische Empfehlungen.

Mineralstoff ***Chlor*** *(Cl) – sorgt für Spannung im Gewebe*

Wer mitunter ins Schwimmbad geht, kennt ihn, den typischen Geruch von Chlor. Dieses in seiner elementaren Form giftige Gas wirkt im Wasser in kleinsten, genau dosierten Mengen desinfizierend. Doch nicht nur für Schwimmbäder braucht man Chlor, auch unser Organismus benötigt es. In Verbindung mit dem Mineralstoff Natrium ist es als Kochsalz, Natriumchlorid (NaCl), sogar lebensnotwendig.

In unserem Körper befinden sich etwa 80 Gramm Chlor. Es tritt zusammen mit Natrium außerhalb der Körperzellen auf und ist Bestandteil von Magensäure und Knochen.

Chlor wird mit kochsalzhaltigen Nahrungsmitteln wie Käse, Wurst- und Fischwaren, Fleisch und Brot als Chlorid aufgenommen.

Funktion

Zusammen mit Wasserstoff bildet Chlor im Magen Salzsäure. Ihre Aufgabe ist es, Bakterien abzutöten und bei der Eiweißverdauung mitzuhelfen. Daneben reguliert Chlor im Verbund mit Natrium und dem Mineralstoff Kalium den osmotischen Druck des Blutplasmas und ist damit für die Gewebespannung zuständig. Der osmotische Druck ist die Kraft, mit der eine konzentrierte Lösung Wasser aus einer weniger starken Flüssigkeit anziehen kann. Befindet sich der osmotische Druck im Gleichgewicht, kann kein Wasser aus dem Gewebe austreten. (Siehe *Mineralstoff Natrium*, Seite 68.)

Außerdem hat Chlor auch Anteil an der Aktivierung einiger Enzyme, jener Eiweißstoffe, die bestimmte chemische Reaktionen beschleunigen. Es unterstützt auch die Leber, den Stoffwechsel von Schadstoffen zu reinigen.

Chlor wird über Harn und Schweiß ausgeschieden.

Mangelerscheinungen

Hohe Chlorverluste treten zum Beispiel bei permanentem Erbrechen auf, bei Durchfällen und extremem Schwitzen. Also immer dann, wenn dem Körper reichlich Flüssigkeit entzogen wird. Verliert er dabei mehr als 45 Prozent Chlorid, kann es zu lebensbedrohlichen Störungen im Säure-Basen-Haushalt kommen. Geringe Verluste machen sich als Kopfschmerz, Muskelkrampf oder Kreislaufbeschwerden bemerkbar. Besonders gefährdet sind Bulimiekranke.

Überdosierung (Giftigkeit)

Beim gesunden Menschen ist ein vorübergehendes Zuviel an Chlor ohne Bedeutung, da es schnell über die Nieren aus dem Blut gefiltert und über den Harn ausgeschieden wird. Ein ständiger Chlorüberschuß ist allerdings nicht unbedenklich und auch häufig verbreitet, da wir durch salzreiche Nahrungsmittel in der Regel zuviel Chlorid aufnehmen. Untersuchungen haben ergeben, daß die tägliche Kochsalzzufuhr zwischen 15 und 20 Gramm liegt (durch Pökelprodukte, Wurst, salzige Käsesorten sowie den gewohnheitsmäßigen Griff zum Salzstreuer). Dabei sind 5 bis 6 Gramm Kochsalz durchaus genug.

Wechselwirkungen

Bisher sind keine Wechselwirkungen bekannt. Doch kann es sein, daß gechlortes Wasser Vitamin E zerstört. Wenn Ihr Leitungswasser gechlort ist und Sie viel davon zu sich nehmen, müssen Sie besonders auf den Vitamin-E-Gehalt der Nahrung achten. Reich an Vitamin E sind vor allem naturreine Keim- und Nußöle, Weizenkeime, Weizensprossen, Nüsse, Mandeln und Avocados.

Empfohlene tägliche Chlorzufuhr

Kinder bis zu 14 Jahren	0,3– 2,8 g
Jugendliche bis zu 18 Jahren	0,9– 2,9 g
Erwachsene	1,7– 5,0 g
Sportler	5,0–10,0 g
Ausdauersportler	5,0–15,0 g
Schwangere und Stillende	3,0– 5,0 g

Besonders chlorreiche Nahrungsmittelquellen
(100 g entsprechen dem verzehrbaren Anteil)

0,1 l Milch (3,5 % Fett)	102 mg
100 g Brathuhn	85 mg
100 g Kalbfleisch i. D.	74 mg
100 g Rindfleisch i. D.	51 mg
100 g Frankfurter Würstchen	1200 mg
100 g Mortadella	920 mg
100 g Weizen (ganzes Korn)	55 mg
100 g weiße Bohnen (getrocknet)	47 mg
100 g Blumenkohl	29 mg
100 g Möhren	61 mg
100 g Spinat	54 mg
100 g Banane	109 mg

Praktische Empfehlungen

Bei Magen-Darm-Erkrankungen mit langanhaltendem Erbrechen bzw. Durchfällen sollten Sie immer für ausreichend Nachschub an Chlor sorgen, zum Beispiel durch Trinken von Brühen (aus Gemüse- oder Fleischextrakten) und kochsalzhaltigem Mineralwasser.

Lassen Sie regelmäßig Ihren Blutdruck kontrollieren. Wer unter Bluthochdruck leidet, muß auf salzarme Nahrungsmittel umstellen und Kochsalz als Gewürz weglassen. Vermeiden Sie ein Nachsalzen bei Tisch, es ist meistens unnötig. Probieren Sie die Speisen, bevor Sie zum Salzstreuer greifen. Naturreine Gewürze (keine Gewürzmischungen, denn da ist meist viel Salz versteckt) und Kräuter (frisch, getrocknet oder tiefgefroren) unterstützen und intensivieren den Eigengeschmack der Gerichte wesentlich besser als Kochsalz.

Spurenelement ***Chrom*** *(Cr) – regelt den Zuckerhaushalt*

Bei Chrom denken viele an blitzende Badezimmerarmaturen und funkelnde Autostoßstangen. Doch Chrom ist vor allem auch ein lebenswichtiger Bestandteil unserer Ernährung.

1957 wurde erstmals über eine Substanz berichtet, die zusammen mit dem Hormon Insulin den Blutzuckerstoffwechsel regelt. Nur in der Körperzelle kann aus Zucker (Glukose) Energie gewonnen werden. So stellte man damals fest, daß nach kohlenhydratreicher Kost der Blutzuckerspiegel bei Chrommangel anormal langsam auf seinen Normalwert herabsinkt. Deshalb nannte man die Substanz zunächst Glukosetoleranzfaktor (GTF). Heute weiß man, daß Chrom ein wesentlicher Bestandteil von GTF ist.

Die Gesamtmenge des körpereigenen Chroms ist beim Menschen sehr unterschiedlich, sie beträgt zwischen 1,7 bis 6 Milligramm. Chrom wird hauptsächlich durch schwarzen Tee, Käse, Fleisch, Vollkornprodukte, Nüsse, Honig und Kakao aufgenommen. Allerdings können nur 1 bis 3 Prozent verwertet werden. Der große Rest wird über die Nieren ausgeschieden.

Funktion

Chrom hilft dem Bauchspeicheldrüsenhormon Insulin, das Gleichgewicht des Zuckers im Blut aufrechtzuerhalten. Das heißt, daß die Blutzuckerwerte nach dem Essen nicht zu stark und zu schnell ansteigen und nicht zu rasch wieder abfallen.

Insulin und sein Gegenspieler, das Hormon Glukagon, regeln gemeinsam den Fettstoffwechsel. Damit spielt Chrom auch eine entscheidende Rolle für den Cholesterinspiegel im Blut. Außerdem wird vermutet, daß Chrom beim Wachstum des Ungeborenen mitwirkt und einen gewissen Einfluß auf die Hornhaut des Auges hat.

Mangelerscheinungen

Da Chrom praktisch in allen Nahrungsmitteln in unterschiedlicher Konzentration enthalten ist, hat der Gesunde in der Regel keinen Mangel an diesem Element. Allerdings gehen durch moderne Verarbeitungsmethoden (Denaturierung) erhebliche Mengen an Chrom verloren, ganz besonders bei der Mehl- und Zuckergewinnung. Fein ausgemahlene Mehle der Type 405 und unser raffinierter Haushaltszucker enthalten so gut wie kein Chrom mehr. Aus diesem Grund kann es bei Jugendlichen und älteren Menschen, die bis zu 30 Prozent und mehr ihrer Nahrung aus solchen mehl- und zuckerhaltigen Produkten beziehen, zu Chrommangel kommen. Eine der Folgen kann Altersdiabetes sein.

Durch entsprechende Chromzugaben oder eine chromreiche Kost, wie sie beispielsweise die Vollwerternährung darstellt, läßt sich der Mangel beheben. Bei einer Zuckererkrankung vom Typ II (Altersdiabetes) kann jedoch nicht auf eine entsprechende Diät verzichtet werden.

Neuere Erkenntnisse deuten darauf hin, daß Chrommangel zu einer Erhöhung der Cholesterinwerte im Blut führen und damit die Entstehung einer Arteriosklerose begünstigen kann. Grauer Star (Trübung der Hornhaut des Auges) könnte ebenfalls eine Ursache von zuwenig Chrom sein. Allerdings ist dieser Zusammenhang noch nicht endgültig bewiesen.

Klar ist aber, daß Diabetiker und vor allem Schwangere besonders von Chrommangel bedroht sind. Das Ungeborene braucht Chrom zum Wachstum. Bekommt es durch die Mutter nicht ausreichend von diesem Spurenelement, kann es zu erheblichen Wachstumsstörungen kommen.

Überdosierung (Giftigkeit)

Ein Zuviel an Chrom entsteht eigentlich nur dann, wenn man mit bestimmten Chromsalzen in Verbindung kommt oder durch Trinkwasser, das mit chromhaltigen Industrieabfällen angereichert wurde.

Merkmale einer akuten Vergiftung sind neben Hautveränderungen, Durchfall und Kreislaufkollaps heftige Bauchschmerzen und blutiges Erbrechen. Bei Nichtbehandlung erfolgt die Zersetzung der roten Blutkörperchen; die Folge sind schwere Nieren- und Leberschädigungen.

Wechselwirkungen
Chelatkomplexgebundenes Zink scheint fehlendes Chrom gut zu ersetzen. Chrommangel, der sich zum Beispiel durch eine Haaranalyse nachweisen läßt, kann demnach mit einem Zinkpräparat behandelt werden.

Empfohlene tägliche Chromzufuhr

Jugendliche und Erwachsene	50–200 µg
Schwangere	100–200 µg

Besonders chromreiche Nahrungsmittelquellen
(100 g entsprechen dem verzehrbaren Anteil)

100 g holländischer Käse	95 µg
100 g Rindfleisch (mittelfett)	14 µg
100 g Hammelfleisch (mittelfett)	12 µg
100 g Schweinekotelett	10 µg
100 g frischer Aal	14 µg
100 g Weizenvollkornbrot	49 µg
100 g Roggen (ganzes Korn)	25 µg
100 g Zuckermais (ganzes Korn)	32 µg
100 g Kartoffeln	33 µg
100 g Zwiebeln	15 µg
100 g Kopfsalat	14 µg
100 g Haselnußkerne	14 µg
100 g süße Mandeln	12 µg
10 g Kakaopulver (schwach entölt)	6 µg
50 g Blütenhonig	15 µg
1/4 l schwarzer Tee (2 TL Teeblätter)	22 µg

Praktische Empfehlungen
Meiden Sie nach Möglichkeit denaturierte Nahrungsmittel, und nehmen Sie mehr vollwertige, naturbelassene Produkte und reichlich Gemüse in den täglichen Speiseplan auf.

Auch Diabetiker sollten auf eine Vollwertkost übergehen, da sie mehr Chrom und Ballaststoffe enthält. Beides verhindert, daß zuviel Zucker auf einmal ins Blut gelangt.

*Spurenelement **Eisen** (Fe) – macht Wangen rot*

An Liebeskummer dachten Ärzte früher, wenn an »Bleichsucht schmachtende« Patientinnen zu ihnen kamen. Heute weiß man, daß bleiche Haut auch Anzeichen eines Eisenmangels sein kann.

Eisen ist wegen seiner vielfältigen katalytischen Wirkungsweise (die Fähigkeit, biochemische Prozesse zu beschleunigen) das wichtigste Spurenelement für den Menschen. Schon früh erkannte man seine Bedeutung. Bereits 3000 Jahre v. Chr. nutzten die Ägypter eisenhaltiges Wasser als Stärkungsmittel. Doch erst mit Beginn des 20. Jahrhunderts wurde seine Rolle im Zellstoffwechsel erforscht.

Unser Körper enthält etwa 4 bis 5 Gramm Eisen (das entspricht dem Gewicht von zwei Eisennägeln von je 3,5 cm Länge und 0,5 cm Durchmesser). Etwa zwei Drittel dieser Menge sind Bestandteil des roten Blutfarbstoffs (Hämoglobin). Der Rest verteilt sich – als körpereigenes Notreservoir – auf verschiedene Organe (Milz, Knochenmark, Leber, Muskelgewebe, Darmschleimhaut).

Das in der täglichen Nahrung enthaltene Eisen wird beim Verdauungsvorgang freigesetzt und nur zu etwa 10 Prozent vom menschlichen Organismus aufgenommen (resorbiert). Die restlichen 90 Prozent werden über das Abstoßen alter, abgestorbener Zellen der Haut, über den Darm und den Harn wieder ausgeschieden.

Funktion

Eisen brauchen wir für die Bildung des roten Blutfarbstoffs. Etwa 1 Kilogramm dieses Hämoglobins haben wir in uns. Wie in einem Recyclingverfahren wird es immer wieder verwertet, um alle 120 Tage die Blutzellen zu ersetzen.

Ohne Eisen wäre der Sauerstofftransport von der Lunge zu den verschiedenen Organen wie Herz, Muskel, Leber, Gehirn nicht möglich. Die Schilddrüse, das zentrale Nervensystem, die Kontrolle der Körpertemperatur und die Abwehr gegen Mikroorganismen funktionieren ohne Eisen nicht.

Eisen ist wichtig für einige Gehirnfunktionen (Lernfähigkeit). Es ist in den Enzymen des oxydativen Stoffwechsels der Atmungskette enthalten, wo es an den Verbrennungsvorgängen der Nährstoffe (Eiweiß, Fett, Kohlenhydrate) beteiligt ist, steigert die Widerstandsfähigkeit gegen Krankheiten, beugt Erschöpfungszuständen vor, heilt und verhindert eine durch Eisenmangel hervorgerufene Anämie (Blutarmut). Und es ist gut für Haut, Haare und Fingernägel.

Mangelerscheinungen

Normalerweise geht der Organismus mit seinen Eisenbeständen sehr sparsam um. So findet nur ein sehr geringer Austausch (Stoffwechsel) des Elements statt. Täglich gehen beim Mann etwa 0,5 Milligramm Eisen, bei der Frau – verursacht durch die Menstruationsblutung – bis zu 2 Milligramm Eisen verloren. Lediglich diese Menge muß aus der täglichen Nahrung ersetzt werden. Daneben verfügt ein gesunder Mensch über »Eisenreserven« (Eisen, das an Eiweiß im Körper gebunden ist), die im Bedarfsfall rasch mobilisiert werden können.

Es gibt jedoch Schwachstellen im Eisen-Kreislauf, die zu Störungen führen können, zum Beispiel große Blutverluste (Unfälle, Operationen, Blutspenden, Menstruation). Mit dem Blut geht hier natürlich auch Eisen verloren.

Ein weiterer wichtiger Grund für Eisenmangel ist falsche Ernährung. Eisen kommt in der Nahrung in zwei Formen vor: in zweiwertigem »Häm-Eisen« und in dreiwertigem »Nicht-Häm-Eisen«. Diese beiden Formen unterscheiden sich im Vorkommen und in der Bioverfügbarkeit (darunter versteht man die Menge an Eisen, die tatsächlich aus dem Darm in die Blutbahn und somit zu seinem »Bestimmungsort« gelangt).

Häm-Eisen ist vor allem in Fleisch und Fleischprodukten, Geflügel, Wild sowie in allen anderen tierischen Produkten enthalten. Es wird vergleichsweise gut und relativ unabhängig von der Nahrungszusammensetzung resorbiert – im Durchschnitt zu etwa 23 Prozent. Nicht-Häm-Eisen kommt im Getreide, in Getreideprodukten, Gemüse und Obst vor. Hier liegt die Resorptionsquote zwischen 3 und 8 Prozent.

Strenge Vegetarier, die tierische Eiweiße rigoros ablehnen, sind deshalb oft mit Eisen unterversorgt; ebenso Menschen, die eine Diät einhalten müssen oder ständig Abmagerungskuren machen.

Bei Krankheiten wie Morbus Crohn oder nach einer Magen-Darm-Resektion (teilweise Entfernung dieser Organe) kann es zu Resorptionsstörungen beziehungsweise zu Eisenmangel kommen, weil fast kein Eisen aus der Nahrung ins Blut gelangt.

In der Schwangerschaft ist der Eisenbedarf ebenfalls erhöht, da das ungeborene Kind aus dem Blutkreislauf der Mutter einen erheblichen Anteil für seine Sauerstoffversorgung abzweigt. Nimmt die Schwangere nicht genügend Eisen zu sich, kommt es zur Unterversorgung.

Drogenmißbrauch, und regelmäßige Einnahme von Schmerzmitteln (zum Beispiel phenazetinhaltige Medikamente) können die roten Blutkörperchen so sehr schädigen, daß sie absterben und damit einen chronischen Eisenmangel hervorrufen. Bei der durch Eisenmangel bedingten »Blutarmut« (Eisenmangelanämie) liegt die Anzahl der roten Blutkörperchen zwar durchaus im Normbereich – nur ihre Größe und der Anteil des eisenhaltigen Blutfarbstoffs sind vermindert. Dadurch wird die Sauerstoffversorgung des gesamten Körpers eingeschränkt, man fühlt sich besonders »schlapp«.

Weitere Symptome sind Konzentrationsschwäche, Appetitlosigkeit, blasse oder spröde Haut, Rillen in den Fingernägeln, wunde Mundwinkel, permanente Müdigkeit, Kopfschmerzen, Schlaflosigkeit, Nervosität und Schluckbeschwerden, manchmal auch Herzklopfen oder Atemnot.

Testen Sie sich

Ein einfacher Test kann einen Eisenmangel aufdecken: Wenn sich die oben angeführten Zustände nach Einnahme eines Eisenpräparats (darauf achten, daß es sich um zweiwertiges Eisen handelt, erkennbar an der Bezeichnung »Ferro« oder »Eisen II«) innerhalb von 2 bis 3 Wochen nicht bessern, liegt kein Eisenmangel vor. Eine weitere Einnahme ist dann sinnlos. In diesem Fall muß der Arzt die Ursachen für die Beschwerden abklären, weil die Symptome durchaus auch auf eine Krankheit schließen können. Zusätzliche Eisenpräparate als Prophylaxe (zur Vorbeugung) sind grundsätzlich nicht zu empfehlen.

Überdosierung (Giftigkeit)

Vorsicht ist bei Kleinkindern geboten. Hier kann ein Zuviel tödlich wirken! Bei einem gesunden Erwachsenen ist eine Überdosierung jedoch nicht möglich. Wird mehr Eisen zugeführt, als der Mensch braucht, blockiert der Organismus einfach die Aufnahme. Anders dagegen bei einer angeborenen Eisenspeicherkrankheit oder bei sehr starkem Alkoholkonsum.

Hier kann es zu einer erhöhten Verwertung kommen, es lagert sich Eisen in Milz, Leber, Magen-Darm-Schleimhaut und im Knochenmark ab. Die Haut färbt sich braun, die Leber ist geschädigt, es kommt zu Funktionsstörungen des Herzens und der Bauchspeicheldrüse.

Wechselwirkungen

Untersuchungen haben ergeben, daß Vitamin C in der Lage ist, mit Eisen lösliche Komplexe zu bilden. Damit wird die Wertigkeit des Eisens erhöht und kann besser aufgenommen werden. Wenn Sie vor einem eisenreichen Essen (beispielsweise mit Fleisch) ein Glas schwarzen Johannisbeersaft oder einen Cocktail aus frisch gepreßtem Orangen-Grapefruit-Saft mit einem Eßlöffel Sanddornmark trinken, erhöht sich die Eisenresorption um 100 Prozent. Dasselbe gilt auch für das synthetische Vitamin C in Form von kristalliner Ascorbinsäure.

Leider ist Vitamin C der einzige Förderer. Im Gegensatz dazu gibt es eine große Anzahl von Widersachern, zum Beispiel bestimmte Säuren, die die Eisenresorption gnadenlos hemmen. Von diesen sogenannten Inhibitoren (biochemische Hemmstoffe) kommt vor allem der *Phytinsäure* (unter anderem Bestandteil von Gemüse und Getreideprodukten, vor allem Kleie) eine besondere Bedeutung zu. In verschiedenen Untersuchungen wurde nachgewiesen, daß sie die Eisenresorption bis zu 60 Prozent hemmen kann.

Ähnlich verhält es sich mit der *Oxalsäure* im Spinat. Es ist zwar richtig, daß Spinat Eisen enthält. Allerdings kann der Körper wenig damit anfangen, da die Oxalsäure das Eisen abblockt. Pech für die vielen kleinen »Spinat-Märtyrer«, die den grünen Brei in ihren ersten Lebensjahren so oft essen mußten. Auch die Gerbsäure *Tannin* im schwarzen Tee ist ein Eisenräuber, da sie mit dem Nahrungseisen eine unlösliche Verbindung eingeht, Eisen aber nur in löslicher Form vom Körper aufgenommen wird. Der gleiche Effekt tritt beim Genuß von Kaffee, Rotwein, Kakao und Coca-Cola ein, wenn auch nicht in so ausgeprägter Form.

Es gibt aber auch in den eigenen Reihen einen Widersacher: das Kalzium. Dieser Mineralstoff, der hauptsächlich in Milch und Milchprodukten enthalten ist, stört die Eisenresorption ebenfalls ganz empfindlich. Deshalb ist es wichtig, wie Ihre Mahlzeiten zusammengesetzt sind. (Lesen Sie dazu die Empfehlungen auf Seite 26).

Empfohlene tägliche Eisenzufuhr

Kinder bis zu 10 Jahren	8–10 mg
Kinder bis zu 15 Jahren	12–15 mg
Jugendliche und Erwachsene	10–15 mg
Schwangere	30–40 mg
Stillende	10–25 mg
Leistungssportler	20–30 mg

Besonders eisenreiche Nahrungsmittelquellen
(100 g entsprechen dem verzehrbaren Anteil)

100 g Schweineleber	22,1 mg
100 g Schweineniere	10,0 mg
100 g Rinderniere	9,5 mg
100 g Rinderleber	6,5 mg
100 g Kalbsleber	10,2 mg
100 g Lammleber	12,4 mg
100 g Hühnerleber	7,4 mg
100 g Truthahnfleisch	3,1 mg
100 g Lammkeule	2,7 mg
100 g Kalbshaxe	3,0 mg
100 g Rindfleisch oder -zunge i. D.	3,0 mg
100 g Tatar	3,0 mg
100 g Rinderherz	4,0 mg
100 g Gänseleberpastete	16,0 mg
100 g Schweinefilet oder -zunge	3,0 mg
100 g Blutwurst (Hausmacherart)	12,3 mg
100 g Schweinehirn	3,6 mg
100 g Rebhuhn	8,0 mg
100 g Wild (Reh, Hirsch, Kaninchen)	3,5 mg
100 g Brathähnchen	1,8 mg
100 g Ente/Gans	2,5 mg
100 g Weizenkeime	8,1 mg
100 g Buchweizen	3,2 mg
100 g Hirse (ganzes Korn)	9,0 mg
100 g Knäckebrot	5,0 mg
100 g Roggenschrotbrot	3,0 mg
100 g Fenchel/Mangold (roh)	2,7 mg
100 g Löwenzahn/Brunnenkresse	3,1 mg
100 g Spinat (Tk)	4,2 mg
100 g Schwarzwurzeln	3,5 mg
100 g Batate (Süßkartoffeln)	3,5 mg
100 g Topinambur (roh)	3,7 mg
100 g Birkenpilze	1,6 mg

100 g Trüffel	1,8 mg
100 g Pfifferlinge	6,5 mg
1 Eigelb (30 g)	2,1 mg
100 g Molkenkäse (10 % Fett i. Tr.)	5,0 mg
100 g Schmelzkäse (60 % Fett i. Tr.)	1,2 mg
30 g Anchovis	1,5 mg
100 g Ölsardinen	2,7 mg
100 g Thunfisch in Öl	1,2 mg
100 g Garnelenfleisch	1,8 mg
100 g Jacobsmuschelfleisch	7,5 mg
100 g Matjeshering	1,3 mg
100 g Miesmuschelfleisch	5,2 mg

Praktische Empfehlungen

Je dunkler eine Fleischsorte, desto eisenhaltiger ist sie. Leber vom Schwein, Rind, Kalb und Lamm enthält das meiste Eisen. Da sie aber auch Umweltgifte speichert, sollte sie nicht öfter als einmal wöchentlich gegessen werden.

Tee- und Kaffeetrinker sollten mindestens eineinhalb Stunden nach einer eisenhaltigen Mahlzeit auf ihr Lieblingsgetränk verzichten. Achten Sie auch darauf, daß Kinder zum Essen keine Coca-Cola trinken. Vorzuziehen sind Fruchtsäfte oder ein Apfelsaftschorle.

Für die tägliche Zusammenstellung der Mahlzeiten gilt: Milch, Milchprodukte, Eier, Vollkornerzeugnisse, Früchte und Nüsse zum Frühstück und für den kleinen Imbiß zwischendurch. Bei eisenhaltigen Hauptmahlzeiten (also mit Fleisch, Wurst) darauf achten, daß der Kalziumgehalt in den Nahrungsmitteln nicht zu hoch ist (siehe Kalziumtabelle auf Seite 47).

Tiefkühlprodukte kommen der Eisenverwertung sehr zugute: Eisen ist immer an tierisches oder pflanzliches Eiweiß gebunden. Durch den Gefrierschock wird das Eiweiß so verändert, daß es den Eisenanteil leichter abgibt.

Wer auf tierische Nahrungsmittel ganz verzichtet, sollte zu jeder Mahlzeit reichlich Vitamin C zu sich nehmen (frisch gepreßter Orangensaft, Sauerkrautsaft, Sanddorn- oder Hagebuttenmark).

Wenn Sie täglich eine ausgewogene Mischkost zu sich nehmen, brauchen Sie keine zusätzlichen Eisenpräparate.

Verwenden Sie in Ihrer Küche gußeiserne Kochgeschirre

*Spurenelement **Fluor** (F) – macht Zähne und Knochen hart*

Ein ausgewachsener Mensch besitzt 208 Knochen, zwischen 40 und 100 Kilogramm Gewicht und im Idealfall 32 Zähne. Sie sind der ruinöseste Teil des Skeletts. Hat man die Zähne einmal verloren, können sie vom Körper nicht mehr ersetzt werden.

Als Wissenschaftler der Universität Erlangen vor einigen Jahren die Zähne von Steinzeitmenschen auf ihren Fluoridgehalt untersuchten, kamen sie aus dem Staunen nicht heraus. Die Fluoridmengen im Zahnschmelz (Zahnoberfläche) unserer frühen Vorfahren waren bedeutend höher als der durchschnittliche Fluoridgehalt im Zahnschmelz der Menschen in unserer Zeit.

Eine Tatsache, die das Forschungsinstitut für Kinderernährung in Dortmund zu der Feststellung veranlaßte: »Der Zahnstatus unserer Bevölkerung ist vielfach schon in jüngsten Jahren so niederschmetternd, daß spätere Archäologen-Generationen bei der Untersuchung unserer Gebisse vermutlich ebenfalls nicht aus dem Staunen herauskommen werden!«

Dabei ist es so einfach, für gesunde Zähne zu sorgen: mit der richtigen Ernährung und mit einer guten Zahnpflege.

Fluor ist ein sogenanntes instabiles Element, das in der Natur in verschiedenen Verbindungen vorkommt. Reines Fluor ist ein giftiger Stoff. Als Fluorsalz (Fluorid) ist es ein wirksames Mittel gegen Karies.

Fluoridverbindungen kommen im Meer- und Quellwasser, in der Erdkruste, aber auch in der Luft vor. Wir nehmen sie über Fisch und Meerestiere, Getreideprodukte, Mineralwasser, schwarzen Tee, Bier und viele andere Nahrungsmittel in unterschiedlichen Mengen auf. Fluorid als Spurenelement ist ein notwendiger Bestandteil für den menschlichen Stoffwechsel. Es wird vom Organismus bis zu 80 Prozent resorbiert und über den Harn ausgeschieden. Der durchschnittliche Vorrat an Fluorid beträgt bei Erwachsenen zwischen 2 und 3 Gramm; er befindet sich fast ausschließlich in Knochen und Zähnen.

Funktion

Fluoride härten den Zahnschmelz und machen ihn dadurch widerstandsfähiger gegen Karies. Sie hemmen gleichzeitig die Ansammlung von Bakterien in der Mundhöhle und verhindern dadurch die Zerstörung der Zähne.

Fluoride sorgen darüber hinaus für die Stabilität der Knochen und sind für deren Wachstum wichtig. So werden sie beispielsweise zur Behandlung von Osteoporose (Knochenbrüchigkeit in den Wechseljahren – siehe *Mineralstoff Kalzium*, Seite 41) eingesetzt. Denn die richtige Dosierung von Fluoridpräparaten läßt neue Knochensubstanz entstehen, hat einen festigenden Einfluß und senkt das Bruchrisiko.

Außerdem nimmt Fluorid auf die Bildung von Muskeln, Bändern, Bindegewebe, Haut und Haaren Einfluß. In der Schwangerschaft verbessert es die Eisenresorption.

Wie Karies entsteht und was man dagegen tun kann

Karies (Zahnfäule oder Zahnfraß) ist ein Zerstörungsprozeß, den bestimmte Säurebakterien an den Zähnen bewirken. Das Übel schreitet langsam voran, denn die Arbeit der Bakterien, angeführt von der Milchsäure, beginnt zunächst unbemerkt unter der Zahnschmelzoberfläche. Dann erscheint allmählich eine äußerlich sichtbare, winzige punktförmige Vertiefung im Zahnschmelz. Von hier dringt die Karies weiter in die Hartsubstanz der Zähne vor und verursacht nun die ersten Beschwerden: Empfindungen wie Kälte oder Wärme, Süße oder Säure lösen unangenehme Reaktionen aus. Das ist der Moment, schnellstens zum Zahnarzt zu gehen, um zu retten, was zu retten ist. Doch überhören die meisten diese Warnsignale.

Es ist leider eine traurige Tatsache, daß über 70 Prozent der Bevölkerung an Karies leiden. Schuld sind falsche Ernährungsgewohnheiten, wie zuviel Süßes und Klebriges, sowie Nachlässigkeit in der Zahnpflege.

Zucker ist ein klebriger Stoff, der leicht an den Zahnwänden hängenbleibt und vom Speichel nicht mehr entfernt werden kann. Die Folge sind dicke Zahnbeläge (Plaques), unter denen Billionen von Bakterien wimmeln, die ungehindert an ihrem Zerstörungswerk arbeiten.

Dem läßt sich entgegenwirken. Zum einen durch die Umstellung der Ernährung auf Vollwertkost mit reichlich Frischkost, die lange gekaut werden muß. Dadurch produziert die Mundhöhle vermehrt Speichel, der wiederum die Bakterien wegschwemmt. Zum anderen durch eine verbesserte Zahnpflege. Mindestens zweimal am Tag sollten Sie Ihre Zähne putzen und zwischendurch die Zahnzwischenräume mit Zahnseide (gibt es in Apotheken) reinigen, anschließend den Mund gut ausspülen oder eine Munddusche verwenden. Und wechseln Sie spätestens alle 2 bis 3 Monate Ihre Zahnbürste. Als Material hat Kunststoff ausnahmsweise Vorrang. Naturborsten sind nicht nur ein idealer Nährboden für Bakterien, sie spalten sich auch leicht und können an den Spitzen nicht abgerundet werden.

Ob eine Zahnpasta mit oder ohne Fluoridzusatz verwendet werden soll, ist selbst bei Zahnärzten eine Art Glaubensfrage. Einen Schutz vor Karies bietet die Versiegelung von Zähnen durch Fluoridlacke. Die Einnahme von Fluortabletten kann ebenfalls zur Schmelzhärtung beitragen. Über beides sollte aber in jedem Fall der Arzt entscheiden.

Mangelerscheinungen

Fluoridmangel kann zu gravierenden Zahnschäden und zur Knochenentkalkung führen. Er ist zum einen auf falsche Ernährung zurückzuführen, andererseits aber können auch zuviel Kalzium, Magnesium und Aluminium in der täglichen Kost die Resorption von Fluorid behindern.

Überdosierung (Giftigkeit)

Erste Zeichen einer Überdosierung sind weiße Flecken an den Zähnen (Dentalfluorose). Bei einer Konzentration von täglich 20 Milligramm oder mehr (pro Kilogramm zugeführter Nahrung) kommt es zu Knochenverformungen, zur Verkalkung der Gelenkkapseln und schließlich zur Verkrüppelung. Das Wachstum und die Nierenfunktion sind gestört. Außerdem werden verschiedene Enzyme gehemmt.

Da Fluorid chemisch ähnlich wirksam ist wie Jod und Chlor, kann eine Überdosierung diese Stoffe verdrängen. Die Folge ist eine empfindliche Behinderung der Schilddrüsenfunktion. Extreme Fluoridaufnahme (bis zu 2 Gramm) verursachen Übelkeit und Erbrechen. Höhere Gaben (bis zu 10 Gramm) wirken tödlich. Derartige Überdosierungen wurden bei uns bisher allerdings nicht beobachtet.

Wechselwirkungen

Große Mengen von Kalzium, Magnesium und Aluminium binden Fluoride im Organismus und behindern die Resorption dieses wichtigen Spurenelements.

Empfohlene tägliche Fluoridzufuhr
(auch zur Kariesvorbeugung geeignet)

Säuglinge bis zu 12 Monaten	0,25 mg
Kinder bis zu 5 Jahren	0,5–0,75 mg
Kinder bis zu 14 Jahren	1,0 mg
Jugendliche und Erwachsene	1,0 mg

Besonders fluoridreiche Nahrungsmittelquellen
(100 g entsprechen dem verzehrbaren Anteil)

100 g Heringsfilet in Tomatensauce	2,15 mg
100 g getrockneter Kabeljau (Stockfisch)	0,50 mg
100 g Lachs/Bachsaibling (frisch)	0,58 mg
100 g Aal (frisch)	0,16 mg
100 g Bückling	0,35 mg
100 g Rotbarsch	0,14 mg
100 g Makrele (frisch)	0,35 mg
100 g Hering (grün)	0,35 mg
100 g Kabeljau/Dorsch (frisch)	0,30 mg
100 g Muschelfleisch	0,20 mg
100 g Hühnerleber	0,19 mg
100 g Rindfleisch i. D.	0,20 mg
100 g Frankfurter Würstchen	0,17 mg
100 g Sojabohnen (getrocknet)	0,36 mg
100 g Walnüsse	0,65 mg
100 g Spinat (roh)	0,10 mg
100 g Champignons (roh)	0,05 mg
100 g Feldsalat	0,10 mg
1 l Trinkwasser (fluoridiert)	0,2–1,0 mg
1 l fluoridhaltiges Mineralwasser	ab 1,0 mg
10 g schwarzer Tee (Blätter) = 1 l Trinkflüssigkeit	bis 3,0 mg
1/4 l Sauerkrautsaft	0,37 mg
100 g Buchweizen (geschält)	0,17 mg
100 g Roggenkeimflocken	0,30 mg
100 g Roggenbrot	0,21 mg
100 g Roggenvollkornbrötchen	0,13 mg
100 g Pfifferlinge (getrocknet)	0,82 mg

Praktische Empfehlungen

Der Bedarf an Fluoriden wird in der Regel mit der täglichen Nahrung gedeckt. So sind im Prinzip zusätzliche Tabletten nicht nötig. Es sei denn, der Zahnarzt empfiehlt sie als Karies-Prophylaxe für

Kinder und Jugendliche. Die Zugabe von Fluorid zum Speisesalz (häufig gekoppelt mit Jodzusatz = Doppelwirkung) gibt jedem Haushalt eine einfache und effektive Hilfe (neben einer zuckerarmen, vollwertigen Ernährung) für die Bekämpfung bzw. Vermeidung von Karies.

In schwarzem Tee ist die Bioverfügbarkeit des Fluorids besonders gut.

*Spurenelement **Jod** (J) – damit die Schilddrüse gesund bleibt*

Veilchenblauer Dampf stieg aus der Asche hoch, dann kondensierte dieser violette Brodem zu blauschwarz glänzenden Kristallen. Sie waren das Ergebnis eines Versuchs, Pottasche zur Salpeterproduktion aus Seetang zu gewinnen. Ort des Geschehens vor nunmehr 184 Jahren: das Labor im Haus des französischen Apothekers und Salpeterfabrikanten Bernard Courtois. Erst zwei Jahre später, im Jahr 1813, erkannte man, welche bedeutende Erfindung Monsieur Courtois gelungen war: Die aus dem Dampf entstandenen Kristalle hatten sich als ein bisher unbekanntes chemisches Element erwiesen. Man nannte es Jod – nach dem griechischen Wort »iodes« = veilchenfarbig.

Schon bald wurde Jod in der Medizin das Allheilmittel für alle möglichen Krankheiten. Darüber hinaus galt es als das Desinfektionsmittel schlechthin. Als 1915 die jodhaltigen Schilddrüsenhormone isoliert wurden, entdeckte man, daß die Schilddrüse ohne dieses lebensnotwendige Spurenelement nicht funktionsfähig ist. Bis zu 50 Milligramm Jod befinden sich – überwiegend in der Schilddrüse – im Körper eines Erwachsenen.

Seefisch, Muscheln, Krabben und einige Gemüsesorten sind ausgezeichnete Jodlieferanten. Jod wird im Darm zu fast 100 Prozent resorbiert, 40 bis 70 Prozent davon werden innerhalb von 24 Stunden in die Schilddrüse aufgenommen. Was die Schilddrüsenhormone wieder freisetzen, wird über die Nieren ausgeschieden.

Funktion

Unsere Schilddrüse braucht Jod für ihre Hormone T3 (Trijodthyronin) und T4 (Thyroxin), die viele lebenswichtige Funktionen unseres Organismus steuern. Diese kleine, etwa 25 Gramm schwere Drüse von der Größe eines Daumenendgliedes umschmiegt gleich

Schmetterlingsflügeln die Luftröhre auf beiden Seiten dicht unterhalb des Schildknorpels. Sie hat entscheidenden Einfluß auf die Stoffwechselvorgänge unseres Körpers: Ob wir Appetit haben, unsere Nahrung optimal ausgenutzt wird und die Verdauung funktioniert, wie unsere Stimmung ist und ob wir Lust auf Sex haben – überall redet die Schilddrüse ein gewichtiges Wörtchen mit.

Das Gewebe der Schilddrüse setzt sich aus unregelmäßig geformten Bläschen (Follikeln) zusammen, die im Inneren eine homogene Masse (Kollid) bilden. Hier arbeiten die Schilddrüsenhormone, und hier wird aus Jodidionen Jod. Wieviel Jod von den Schilddrüsenhormonen in die Blutbahn geschickt wird, hängt von einem komplizierten Mechanismus im Gehirn ab. Dort schüttet die Hirnanhangsdrüse (Hypophyse) ein Hormon aus, das sogenannte TSH, das wiederum erst die Schilddrüse auf Trab bringt. Dieses ausgeklügelte Zusammenspiel funktioniert auf raffinierte Weise: Sinkt die Menge der Schilddrüsenhormone im Blut ab, wird die Hypophyse aktiv; sie gibt mit ihrem TSH der Schilddrüse den Befehl, mehr Hormone zu bilden. Sind genügend T3 und T4 im Umlauf, verzögert die Hypophyse ihre TSH-Produktion. Daraufhin schüttet die Schilddrüse weniger Hormone aus, bis sie wiederum von der Hypophyse aufgefordert wird, mehr zu produzieren, und so weiter. Und das Jod aus unserer Nahrung gewährleistet diesen reibungslosen Ablauf.

Mangelerscheinungen

Erhalten die Schilddrüsenhormone zuwenig Jod, kommt es zu Veränderungen in der Struktur und der Funktion der Schilddrüse (zum Beispiel zu einem Jodmangelkropf). Ein starker Jodmangel führt zur Unterfunktion der Schilddrüse: Wachstumsstörungen, verminderter Stoffwechsel, Konzentrationsschwäche, Müdigkeit und allgemeine Lustlosigkeit sind die Folge.

Nach dem allgemeinen Ernährungsbericht der Deutschen Gesellschaft für Ernährung ist die Versorgung mit Jod in Deutschland äußerst unbefriedigend. Betroffen sind wegen ihres erhöhten Hormonbedarfs vor allem Frauen in der Schwangerschaft und Stillzeit sowie Kinder in der Pubertät.

Außer in Seefisch und anderen Meerestieren enthält unsere Nahrung nur geringe Spuren an Jod. Wer nicht mindestens zweimal in der Woche Fisch verzehrt, müßte täglich mindestens 18 Eier oder 2 Kilogramm Möhren essen, um auch nur annähernd seinen Jodbedarf zu decken. Wer könnte das aushalten? So ist es kein Wunder, daß über 10 Millionen Deutsche eine tastbare Schilddrüsenvergrößerung aufweisen. Diese führt ohne Behandlung zu der wichtigsten Folgeerkrankung des Jodmangels, dem Kropf (Struma). Erste Anzeichen eines Kropfes sind Mißempfindungen im Hals, Druckgefühl, aber auch Atembeschwerden.

Wenn die Schilddrüse aus dem Takt gerät

Ein Jodmangel kann die Ursache dafür sein, daß die Schilddrüse zuwenig Hormone ausschüttet (Unterfunktion) oder zuviel Hormone produziert (Überfunktion).

Bei einer *Schilddrüsenunterfunktion* wird die Schilddrüse durch Signale (zum Beispiel von der Hypophyse) aufgefordert, durch größere Anstrengung mehr Hormone auszuschütten. Dieser Aufforderung kommt die kleine Drüse zwar nach, jedoch aus Mangel an dem nötigen Stoff (Jod) ohne Erfolg. Durch die ständige Überforderung vergrößert sich die Schilddrüse, so daß eine sichtbare Schwellung am Hals auftritt: Es entsteht ein Kropf.

Durch diese enorme Vergrößerung kann die Schilddrüse unter Umständen das im Körper vorhandene Jod besser ausnützen. Das heißt, daß sie im Prinzip weiter normal funktioniert. Die Medizin spricht von einer »blanden Struma«. Behandelt werden sollte sie trotzdem, denn zum einen sieht ein Kropf nicht gerade gut aus, zum anderen will man ja auch nicht, daß die Drüse immer weiter wächst.

Eine Unterfunktion der Schilddrüse ist relativ leicht in den Griff zu bekommen. Liegt die Ursache allein im Jodmangel, genügt es, Jodidtabletten einzunehmen. Andernfalls muß man ein Leben lang künstliche Schilddrüsenhormone schlucken – und hat dafür aber alle Probleme buchstäblich vom Hals.

Die Ursache einer *Schilddrüsenüberfunktion* liegt häufig in den Erbanlagen begründet. Die Schilddrüse koppelt sich aus dem üblichen Hormonspiegelkreis aus und produziert eigenmächtig Schilddrüsenhormone im Übermaß. Produktionsstätten können Gewebeteile in der Drüse oder sogenannte »heiße Knoten« (autonome Adenome) sein. Warum diese »Verselbständigung« stattfindet, ist noch weitgehend ungeklärt. Neben einer medikamentösen Behandlung werden autonome Adenome entweder durch eine Radio-Jod-Therapie oder operativ entfernt.

Eine andere Erscheinungsform der Überfunktion ist die Basedow-Krankheit. Bei dieser sogenannten Autoimmunerkrankung bilden sich, vereinfacht ausgedrückt, bestimmte Antikörper, die das Zusammenspiel von Hypophyse und Schilddrüse verhindern. Hier ist die Behandlung schwieriger. Zunächst wird mit Medikamenten versucht, die Hormonproduktion der Schilddrüse zu hemmen. Gelingt dies nicht, wird meist zu einer Operation geraten, bei der Schilddrüsengewebe entfernt wird, damit die Antikörper keine Angriffsfläche mehr haben. Eine derartige Operation führt allerdings nicht selten zu einer Unterfunktion der Schilddrüse.

Überdosierung (Giftigkeit)

Mit der empfohlenen Tagesdosis Jod sowie einer entsprechend dosierten Jodprophylaxe durch Tabletten kommt es bei einem gesunden Menschen zu keiner Überdosierung bzw. Giftigkeit. Anders dagegen ist es bei der unkontrollierten Jodaufnahme durch jodhaltige Medikamente (zum Beispiel Augentropfen, Grippemittel), bei jodhaltigen Desinfektionsmitteln (sie finden beispielsweise bei der Milchgewinnung Verwendung) sowie bei bestimmten Algenpräparaten (Kombualge, Bioalge). Die Folge davon können Jodakne, Magen-Darm-Störungen, Nesselsucht und Bindehautentzündungen sein. Hohe Jodaufnahmen bedürfen deshalb immer der Kontrolle durch einen Arzt. Vor allem bei autonomen Adenomen sind sie riskant.

Wechselwirkungen

Substanzen wie Nitrite im Wasser (hervorgerufen durch Verunreinigung des Grundwassers durch Gülle und Fäkalien) können die Jodaufnahme mindern. Das Forum »Schilddrüse e. V.« fördert ein Projekt über die Qualität des Grundwassers.

Empfohlene tägliche Jodzufuhr

Säuglinge unter 4 Monaten	50 µg
Säuglinge bis zu 12 Monaten	80 µg
Kinder bis zu 4 Jahren	100 µg
Kinder bis zu 7 Jahren	100–120 µg
Kinder bis zu 10 Jahren	100–140 µg
Kinder bis zu 13 Jahren	100–180 µg
Jugendliche und Erwachsene	100–200 µg
Erwachsene ab 52 Jahre	100–180 µg
Schwangere	150–230 µg
Stillende	180–260 µg

Besonders jodreiche Nahrungsmittelquellen
(100 g entsprechen dem verzehrbaren Anteil)

100 g Schellfisch (gegart)	240 µg
100 g Scholle (gebraten)	190 µg
100 g Kabeljau/Dorsch (gegart)	120 µg
100 g Rotbarschfilet (gegart/gebraten)	99 µg
100 g Felchen/Renke (gegart)	60 µg
100 g Makrele (frisch)	74 µg
100 g Garnelen/Krabben (frisch)	130 µg
100 g Jacobsmuschelfleisch (gegart)	120 µg
100 g Hummer (gegart)	100 µg
100 g Miesmuschelfleisch (gegart)	130 µg
1 Hühnerei (etwa 58 g)	10 µg
1 g jodiertes Speisesalz	20 µg
100 g Edelpilzkäse (45% Fett i. Tr.)	40 µg
100 g Kochkäse/Schmelzkäse (10–20% Fett i. Tr.)	35 µg
100 g Schnittkäse (45% Fett i. Tr.)	40 µg
100 g Frischkäse (70% Fett i. Tr.)	40 µg
100 ml Vollmilch (3,5% Fett)	11 µg
100 g Feldsalat	35 µg
100 g Möhren (roh)	10 µg
100 g Spinat (gegart)	12 µg
100 g Brokkoli (gegart)	13 µg
100 g Porree/Lauch (gegart)	21 µg
100 g Champignons (frisch)	18 µg

Praktische Empfehlungen

Verwenden Sie im Haushalt ausschließlich jodiertes Speisesalz. Das ist schon die halbe Miete auf Ihrem Jodkonto.

Essen Sie zweimal in der Woche Fisch oder Meeresfrüchte. Bei der Zubereitung ist Braten oder Dämpfen vorzuziehen, weil beim Kochen ein Teil des Jods ins Kochwasser übergeht und damit der Schilddrüse nicht mehr zur Verfügung steht. Es muß auch nicht immer gedämpfter oder gebratener Fisch sein. Aus frischen, marinierten oder geräucherten Fischen lassen sich nicht nur köstliche Brotaufstriche, sondern auch erfrischende leckere Salate zubereiten.

Kaufen Sie Nahrungsmittel, die bereits mit Jodsalz hergestellt sind, zum Beispiel Brote, Brötchen und diverse Wurstwaren. Entsprechende Vermerke auf den Produkten geben Ihnen Auskunft.

Wer sich salzarm ernähren muß oder will und wenig oder gar keinen Fisch ißt, sollte Jodidtabletten einnehmen und/oder Produkte aus Meeresalgen verwenden. Das gilt auch für Vegetarier.

Mineralstoff ***Kalium*** *(K) – entwässert und sorgt für gleichmäßigen Herzschlag*

Wissenschaftler entdeckten diesen Mineralstoff vor mehr als 100 Jahren. Doch erst seit 65 Jahren wissen wir um die unentbehrliche Bedeutung dieses Elements. Die Kalium-Gesamtmenge im Körper eines Erwachsenen liegt zwischen 100 (bei Frauen) und 150 Gramm (bei Männern). Kalium kommt hauptsächlich im Inneren der Körperzellen vor und wirkt als Gegenspieler zum Mineralstoff Natrium, das außerhalb der Körperzellen vorliegt. Beide Elemente regulieren in einem eindrucksvollen Zusammenspiel den Flüssigkeitshaushalt unseres Organismus.

Die tägliche Kaliumaufnahme liegt zwischen 2 und 4 Gramm und ist von der Zusammensetzung unserer Nahrung abhängig. Kalium befindet sich vor allem in Gemüse, Früchten und Nüssen. Es wird über den Darm rasch aufgenommen und über die Nieren, den Stuhl und den Schweiß ausgeschieden.

Funktion

Kalium sorgt für einen gleichmäßigen Herzschlag und für eine störungsfreie Muskel- und Nerventätigkeit. Zusammen mit Natrium regelt es den Wasserhaushalt: Natrium bindet Wasser, Kalium schwemmt es aus. Außerdem ist Kalium an der Aufrechterhaltung des osmotischen Drucks in der Zelle und an der Steuerung des Säure-Basen-Haushalts beteiligt. Und es hat die Fähigkeit, verschiedene Enzyme zu aktivieren: Es nimmt zum Beispiel Einfluß auf die Herstellung von körpereigenem Eiweiß sowie auf die Energiegewinnung aus Kohlenhydraten. So ist der Transport von Zucker in die Zelle nur bei Vorhandensein von Kalium und Natrium möglich. Darüber hinaus ist Kalium ein Bestandteil der Verdauungssäfte in Magen und Darm.

Gesichert ist auch die blutdrucksenkende Wirkung des Kaliums. Wer viel kaliumreiches Gemüse und Obst ißt (Vegetarier/Veganer) und damit eine ausgewogene Natrium-Kalium-Bilanz aufweist, hat zumeist niedrigere Blutdruckwerte als ein ausgesprochener Fleischesser. Ein möglicher leicht blutdrucksenkender Effekt wird auch für die Mineralstoffe Kalzium und Magnesium diskutiert.

Mangelerscheinungen

Wenn Sie sich ausgewogen ernähren, haben Sie normalerweise keine Probleme mit der Kaliumversorgung. Ein Mangel entsteht erst dann, wenn es zu schweren Durchfällen oder Erbrechen kommt. Bedenklich sind auch Kaliumverluste durch Abführmittel. Dabei ist es egal, ob es sich um chemische oder als »rein pflanzlich« bezeichnete Mittel handelt – alle Abführmittel entziehen dem Darm Kalium. Das hat zur Folge, daß die Darmmuskulatur erschlafft, die Verdauungsprobleme immer größer und die eingesetzten Mittel immer höher dosiert werden. Dies ist ein Teufelskreis, bei dem der Körper große Mengen an Kalium verliert.

Ähnlich negative Effekte erzielen Medikamente zur Entwässerung (sogenannte Diuretika) und zur Blutdrucksenkung (wirken ebenfalls wassertreibend). Auch andere Medikamente, wie Cortison, Digitalis, Barbiturate sowie die Glycyrrhizinsäure, eine aktive Substanz in Lakritze, aber auch in Hustenmitteln und Medikamenten zur Behandlung von Magengeschwüren enthalten, verschärfen eine Mangelsituation.

Sportliche Betätigungen, wenn also große Flüssigkeitsmengen mit dem Schweiß verlorengehen, bewirken ebenfalls einen hohen Kaliumverlust.

Zuviel Kochsalz, kombiniert mit zuwenig Kalium in der Ernährung, extreme Schlankheitskuren, Magersucht und Bulimie (Freß-Brechsucht) sowie eine überwiegende Kohlenhydratdiät können auch zu einer Unterversorgung führen.

Wenn die Funktion der zu den Muskeln führenden Nerven wegen eines Kaliummangels eingeschränkt ist, kommt es zu einem Schwäche- und Schweregefühl in den Muskeln, zu Funktionsstörungen des Herzens, Verstopfung, Darmlähmung und extremem Blutdruckabfall.

Ergibt die Diagnose, daß nur wenig Kalium fehlt, kann schon eine kaliumreiche Kost den Mangel beheben. Andererseits kann ein Kaliummangel mit einer mehr oder weniger ausgeprägten Störung des Säure-Basen-Haushalts einhergehen, aber auch das Symptom einer Grundkrankheit darstellen. Hier wird der Arzt entscheiden und gegebenenfalls entsprechende Kaliumpräparate einsetzen.

Überdosierung (Giftigkeit)

Arbeitet die Niere krankheitsbedingt nicht einwandfrei, wird Kalium nicht ausgeschieden. Es lagert sich dann im Blutserum ab, und es kann zu Störungen der Nerven- und Herztätigkeit, zu Muskelkrämpfen, zur Nieren- oder Nebenniereninsuffizienz kommen. Auf eine Kaliumvergiftung deuten auch Ohrensausen, Halluzinationen und Verwirrtheit hin.

Wechselwirkungen

Wie bereits erwähnt, sind Natrium und Kalium die großen Gegenspieler im Flüssigkeitshaushalt. Kalzium und Magnesium, zwei weitere bedeutende Mineralstoffe in unserem Organismus, kommen ebenfalls ins Spiel, wenn zusammen mit Kalium Nervenreize auf die Muskeln übertragen werden. Nirgendwo wird es so deutlich, daß erst das vollkommene Gleichgewicht aller vier Mineralstoffe eine optimale Körperfunktion ausmacht. Mangel an einem dieser Elemente verändert daher nicht nur dessen zuständigen Bereich, er greift auch in die Regelkreise der anderen Mineralstoffe ein.

Wer auf blutdrucksenkende Mittel angewiesen ist, sollte seine Kalium- und Magnesiumwerte im Blut regelmäßig kontrollieren lassen, damit gegebenenfalls ein Mangel behoben werden kann. Am besten eignen sich dann besonders kaliumreiche Nahrungsmittel (siehe unten).

Empfohlene tägliche Kaliumzufuhr

Säuglinge	0,3–0,65 g
Kinder bis zu 4 Jahren	1 g
Kinder bis zu 9 Jahren	1–2 g
Kinder bis zu 14 Jahren	1–3 g
Jugendliche und Erwachsene, Schwangere und Stillende	3–4 g
Sportler	5–6 g

Besonders kaliumreiche Nahrungsmittelquellen
(100 g entsprechen dem verzehrbaren Anteil)

100 g Sojabohnen	1740 mg
100 g weiße Bohnen	1310 mg
100 g Rosenkohl, Zuckerrüben, Blumenkohl, Chicorée, Endivien, Erbsen, Kartoffeln	400 mg
100 g Spinat, Sauerkraut	490 mg

100 g Artischocken, Löwenzahn	430 mg
100 g rote Bete	335 mg
100 g Möhren, Kohlrabi	341 mg
100 g Sellerie, grüne Bohnen, Kohl, Brunnenkresse	400 mg
100 g Aprikosen (getrocknet)	1175 mg
100 g Bananen	420 mg
100 g Avocado	503 mg
100 g Kirschen, Trauben, Ananas, Johannisbeeren	210-260 mg
100 g Walnüsse	450 mg
100 g Paranüsse	601 mg
100 g Haselnüsse	618 mg
100 g Datteln	650 mg
100 g Grünkohl	490 mg
100 g Pfifferlinge	507 mg
100 g dicke Bohnen	1468 mg
100 g Kidneybohnen	1160 mg
100 g Linsen	810 mg
100 g Mandeln, Kokosnüsse	690 mg
100 g Erdnüsse (geröstet)	740 mg
100 g Weizenkeime	837 mg
100 g Schwarzbrot	450 mg
100 g Haferflocken	360 mg
100 g Knäckebrot	436 mg
100 g Makrele (frisch)	396 mg
100 g Thunfisch (frisch)	480 mg
100 g Bachsaibling	370 mg
100 g grüner Hering	366 mg
100 g Hecht, Heilbutt	350 mg
100 g Forelle, Kabeljau	335 mg
100 g Seefisch (Dose)	311 mg
100 g Langusten	500 mg
100 g Huhn, Truthahn (Dose)	372 mg
100 g Taube	514 mg
100 g Rindfleisch, i. D.	359 mg
100 g Lammfleisch i. D.	301 mg
100 g Tatar	390 mg
100 g Parmesan/Emmentaler	130 mg
100 ml Kuhmilch	143 mg
FRISCHE OBSTSÄFTE	
0,1 l Apfelsaft	230 mg
0,1 l Traubensaft	120 mg
0,1 l Himbeersaft	134 mg

0,1 l Grapefruitsaft	439 mg
0,1 l Orangensaft	390 mg
0,1 l Aprikosensaft	440 mg
0,1 l Möhrensaft	580 mg
0,1 l Sauerkrautsaft	744 mg
0,1 l Tomatensaft	1086 mg

Praktische Empfehlungen

Aufgrund der unterschiedlichen Bearbeitungsverfahren wird der natürliche Kaliumgehalt der Nahrungsmittel oft stark reduziert. Dazu wird Natrium in Form von Speisesalz in erheblichen Mengen zugesetzt. Dies hat zur Folge, daß ein Großteil der industriell be- und verarbeiteten Nahrungsmittel eine extrem ungünstige Natrium-Kalium-Relation aufweist. Gemeint sind hier in erster Linie die Konserven, aber auch viele Fertiggerichte. Verzichten Sie deshalb auf »Convenience« (Halb- und Fertiggerichte), verwenden Sie für Ihren täglichen Bedarf überwiegend frische und tiefgefrorene Produkte.

Essen Sie vor den Hauptmahlzeiten etwas Rohkost, und trinken Sie Obst- und Gemüsesäfte. Dies ist oft wirkungsvoller, als mit Kaffee gegen Müdigkeit und Erschöpfung anzukämpfen.

Wer ballaststoffreich ißt, muß täglich etwa 2 bis 3 Liter (Tee, natriumarmes Mineralwasser, Säfte) trinken, weil die Pflanzenfaserstoffe viel Flüssigkeit für ihren Transport benötigen.

Wichtig: Verzichten Sie auf Abführmittel jeglicher Art. Die Darmtätigkeit läßt sich am besten anregen, wenn in der täglichen Kost ausreichend Ballaststoffe enthalten sind (Vollkornbrot, milchsauer eingelegtes Gemüse, Rohkost). Außerdem wirkt Milchzucker auf natürliche Weise abführend. Essen Sie zum Frühstück zum Beispiel Joghurt mit eingeweichten Backpflaumen. Oder Joghurt mit Leinsamen und frischem Obst. Oder trinken Sie ein Glas Fruchtsaft, in das Sie einen Eßlöffel Milchzucker eingerührt haben.

MEIDEN SIE EXTREME SCHLANKHEITSKUREN. Wenn Sie abnehmen wollen, dann gehen Sie es langsam an: zum Beispiel mit einer 1200-Kalorien-Vollwert-Diät. Schließlich sind Ihre Pfunde auch nicht über Nacht gekommen.
VIEL LAKRITZE (100 Gramm oder mehr über Jahre hinweg) kann zu Bluthochdruck führen. Wer bereits zu hohen Blutdruck oder eine Herzerkrankung hat, sollte unbedingt auf Lakritze verzichten. (Übrigens ist Lakritze in unterschiedlichen Mengen auch in manchen Bonbons, Hustentropfen, Kaugummi, alkoholischen Getränken und in Likören enthalten.)
UNGESUNDER STRESS kann eine vermehrte Kaliumausschüttung bewirken. Damit Herz und Kreislauf keinen Schaden nehmen, sollten Sie sich nach einem besonders anstrengenden Tag ein warmes, duftendes Lavendel- oder Melissenbad gönnen. Das wirkt wie Balsam auf die Seele.

*Mineralstoff **Kalzium** (Ca) – baut Knochen auf*

Kennen Sie die Dolomiten? Dieses herrliche, über 3000 Meter hohe Gebirge ist nichts anderes als ein sehr altes Korallenriff, dessen Kalkstein vor etwa 30 bis 40 Millionen Jahren von Korallen aus den im Meerwasser gelösten Kalziumsalzen gebildet wurde. Im Laufe der Jahrmillionen verschwand das Meer. Die Erdbewegung türmte das Riff zum Gebirge auf, Wind und Wetter formten es.

Die Korallen brauchten den harten Kalk als Stütze für ihr Wachstum und zum Schutz. Als nächstes waren es die Muscheln und Schnecken, die Kalk dazu benutzten, sich einen Schutz zu schaffen. Allerdings waren sie in ihrem schweren Kalkpanzer sehr unbeweglich und in ihrem Wachstum behindert. Den Ausweg fanden die Fische: Die Kalksalze wurden in ihre Eiweißmasse gleich mit eingebaut. So entstanden Knochen und Skelett. Wie die Geschichte weitergeht, ist Ihnen bekannt: Die Fische kamen ans Land, es entwickelten sich Echsen und Saurier. Schließlich tauchten die ersten Wirbeltiere auf, und das Ende dieser Entwicklung ist der Mensch.

Das Skelett des Menschen besteht aus mehr als 200 Einzelknochen, die ihren Funktionen entsprechend unterschiedlich geformt sind. Die Knochen bilden zusammen mit den Gelenken und Muskeln den Bewegungsapparat. Das Knochengerüst stützt den Körper und gibt ihm seine Form. Es schützt Gehirn, Rückenmark und die Sinnesorgane.

Im menschlichen Skelett sind 99 Prozent des körpereigenen Kalziums enthalten, insgesamt 1 bis 1,5 Kilogramm. Kein anderer lebensnotwendiger Mineralstoff bringt es auf einen vergleichbaren Wert. Die Knochen, nach dem Zahnschmelz die härteste Substanz, sind zugfest wie Kupfer, druckfest wie Sandstein und gleichzeitig elastisch wie Eichenholz.

Die besten Kalziumquellen sind Milch und Milchprodukte. Das mit der Nahrung aufgenommene Kalzium wird etwa zu 40 Prozent im Darm resorbiert, der Rest scheidet über die Nieren und den Darm aus.

Funktion

Kalzium gibt zusammen mit Phosphor den Knochen und Zähnen ihre Festigkeit. Doch Knochengewebe und Zähne dienen dem Körper nicht nur als Baustoff für den Stütz- und Kauapparat, sie speichern darüber hinaus Kalzium für eventuelle Mangelzeiten.

Das Innere der Körperzellen enthält nur 1 Prozent Kalzium. Doch diese geringe Menge ist für eine ganze Reihe biochemischer Reaktionen notwendig. Die meisten Zellen brauchen Kalzium zur Stabilisierung der sie umgebenden Hülle (die Zellmembran). Besonders für Nerven- und Muskelzellen trifft dies zu. Steht zuwenig Kalzium zur Verfügung, kommt es zu einer allgemeinen Übererregbarkeit der Nerven und Muskeln; Tetanie (Muskelkrämpfe) kann die Folge sein. Kalziumionen (wandernde, elektrisch geladene Teilchen im Inneren der Zelle) steuern auch die Kontraktion des Herzmuskels und sorgen für einen regelmäßigen Herzschlag.

Kalzium »arbeitet« außerdem mit den Blutgerinnungsfaktoren zusammen. Da das Blut und die Blutgefäße Nahrungs- und Abfallstoffe im Körper transportieren, wird auch Kalzium in gelöster Form durch den Körper geschleust. Treten Verletzungen des Gefäßsystems auf, beispielsweise bei einer Schnittwunde, sorgt der komplizierte Mechanismus sofort für eine »Abdichtung«, damit das Blut gerinnen kann. Ohne Kalzium findet diese Gerinnung nicht statt.

Darüber hinaus hilft Kalzium bei allergischen Reaktionen: Unser Organismus hat im Laufe der Zeit ein kompliziertes Abwehrsystem geschaffen, um eingedrungene Krankheitserreger bzw. Giftstoffe abzuwehren. Das läuft so reibungslos ab, daß wir normalerweise nichts davon merken. Erst wenn die Abwehrkräfte durch zunehmende Belastung (Luft, Konservierungsstoffe, Behandlungsmethoden in der Textil- und Baumaterialbranche) überfordert sind, reagiert der Körper »allergisch«. Diese Überreaktionen des Körpers haben in letzter Zeit zugenommen. Experten schätzen, daß jeder dritte Deutsche an einer Allergie leidet. Hier kann Kalzium wegen seiner stabilisierenden Wirkung auf die Zellwände allergische Reaktionen lindern oder sogar verhindern.

Hormone und Vitamin D regeln den Kalziumhaushalt

Voraussetzung für einen reibungslosen Kalziumaustausch zwischen Zellen, Knochen und Blut ist ein konstanter Blut-Kalzium-Spiegel. Dafür sorgt ein fein abgestimmter Regelmechanismus aus Hormonen und Vitamin D.

Ist zuwenig Kalzium im Blut, schüttet die Nebenschilddrüse das PTH (Parathormon) aus. Dieses Hormon sorgt dafür, daß mehr Kalzium aus den Knochen freigesetzt und weniger Kalzium über die Nieren ausgeschieden wird. Außerdem hilft es bei der Bildung von Vitamin D.

Ist zuviel Kalzium im Blut (etwa durch eine sehr kalziumreiche Mahlzeit), kommt ein anderes Schilddrüsenhormon zum Zug. Das Calcitonin ist dafür verantwortlich, daß kein Knochenkalzium frei wird, die Nieren aber größere Kalziummengen ausschwemmen.

Vitamin D sorgt dafür, daß ausreichend Kalzium aus dem Darm resorbiert wird und damit in den Blutkreislauf gelangt. Fehlt dieses Vitamin oder ist es nur in unzureichendem Maß vorhanden, kann kein oder nur sehr wenig Kalzium abgebaut werden. Das gilt selbst dann, wenn im Darm reichlich Kalzium vorhanden ist.

Vitamin D wird vom Körper selbst hergestellt. Der Ausgangsstoff ist Cholesterin (ein fettähnlicher Stoff), der so oft verändert wird, bis daraus Vitamin D entsteht. An dieser Synthese beteiligt sind die Leber, die Nieren – und vor allem die Haut. Dem ultravioletten Licht kommt hier eine besondere Bedeutung zu, denn fehlt dem Körper Sonnenlicht, gibt es kein Vitamin D. Deshalb so oft wie möglich ins Freie gehen!

Neben den Schilddrüsenhormonen sind weitere Hormone wie Östrogen, Testosteron, Wachstumshormone und Glukokortikoide am Kalziumstoffwechsel beteiligt.

Ob Kalzium das Risiko mindert, an Dickdarmkrebs zu erkranken, oder ob es bei Bluthochdruck helfen kann, ist wissenschaftlich nicht geklärt.

Mangelerscheinungen

Wenn in der Jugend zuwenig Kalzium eingelagert wurde (zum Beispiel durch falsche oder einseitige Ernährung), treten im Alter Knochendeformierungen, Knochenschwund und erhöhte Knochenbrüchigkeit auf. Aber auch schon bei Kindern kann ein Kalziumdefizit, gekoppelt mit Vitamin-D-Mangel, zu Wachstumsstörungen (Rachitis) führen.

Für eine Kalziumunterversorgung können eine Störung oder die Entfernung der Nebenschilddrüse, starker Alkoholgenuß oder auch großer Streß verantwortlich sein. Denkbar ist auch ein Vitamin-D-Mangel im Erwachsenenalter (besonders gefährdet sind hier ältere Menschen). Nicht selten haben Vegetarier unter Kalziummangel zu leiden, weil Kalzium aus pflanzlicher Kost nicht so gut verwertet wird wie aus tierischer Nahrung. (Hier können kalziumangereicherte Nahrungsmittel sinnvoll sein.)

Ein allgemeiner Kalziummangel äußert sich durch sporadisch oder auch regelmäßig auftretende schmerzhafte Muskelkrämpfe, unwillkürliches Zucken der Augenlider, Mundwinkel oder Nasenflügel, brüchige Fingernägel mit Querrillen, erhöhter Haarausfall, erhöhter Blutdruck.

Die bekannteste Kalziumerkrankung ist die Osteoporose, der sogenannte Knochenschwund. Kribbeln und Schmerzen in den Gliedmaßen, Muskelkrämpfe sowie Herzbeschwerden sind Anfangssymptome. Buckelbildung (»Witwenbuckel«) und brüchige Knochen begleiten die Endphase.

Wie Osteoporose entsteht

Nach offiziellen Schätzungen leiden in Deutschland zwischen 2 und 10 Millionen Menschen an Osteoporose. Davon brechen sich jährlich rund 50 000 den Oberschenkelhals – etwa 32 000 Frauen und 18 000 Männer. Aufgrund dieses Ungleichgewichts vermuten Mediziner, daß die verminderte Östrogenproduktion in den Wechseljahren die Wurzel des Übels sei. Doch wie epidemiologische Studien zeigen, ist das nur die halbe Wahrheit. Osteoporose ist vielmehr die Folge langjähriger Mißwirtschaft im Knochenhaushalt. Sie wird bereits in jungen Jahren angelegt, und zwar durch einseitige kalziumarme Ernährung und zuwenig Bewegung. Bis zum Alter von 30 Jahren wird Kalzium in Knochen und Zähne eingebaut und erreicht dann die größtmögliche »Knochenmasse«. Von diesem Depot zehrt der Mensch in den folgenden Jahrzehnten. Je größer also die erreichte Knochenmasse, desto größer der Vorrat für die Zukunft und desto größer der Schutz gegen Knochenschwund und Fraktur (Bruch) im Alter.

Wurden in der Jugend nicht genügend »Knochenmineralien« aufgenommen (viele mögen keine Milch oder Milchprodukte), und hat es an ausreichender Bewegung gefehlt, bleibt das Skelett schwach, wird früh brüchig. Doch wird durch entsprechende Muskelarbeit selbst im hohen Alter Knochenschwund noch gebremst. Bereits eine milde Gymnastik kann so bei untätigen Senioren den Knochenverlust um 2 bis 3 Prozent im Jahr aufhalten.

Frauen sind nicht nur von der Alters-Osteoporose, sondern auch von der Östrogen-Osteoporose bedroht. Bei vielen Frauen tritt sie bereits mit dem Beginn der Wechseljahre auf. In dieser Zeit stellen die Eierstöcke die Hormonproduktion ein, und es kommt zum Knochenabbau. Er kann sechsmal schneller sein als bei einer normal alternden Frau mit Alters-Osteoporose. Betroffen ist vor allem das Stützgerüst der Wirbelkörper, die Spongiosa. Die Wirbel sacken zusammen, es entsteht der sogenannte Witwenbuckel.

Bei Frauen mit erblicher Vorbelastung, sehr frühem Beginn der Wechseljahre und schlanker Figur raten Frauenärzte fast immer zu einer Hormonbehandlung. Denn Östrogene, ergänzt durch Gestagene, schützen offensichtlich vor Knochenabbau.

Laborwerte geben Signale

Eine Osteoporose-Früherkennung ist heute einfacher als noch vor einigen Jahren. Ein dänisches Ärzteteam entdeckte, daß sich die Verlustrate von Knochenmasse durch spezielle Blut- und Urinuntersuchungen voraussagen läßt. In Verbindung mit Angaben über Größe und Gewicht der Frau während der Menopause (Aufhören der Regelblutung) geben diese Werte Aufschluß darüber, ob sich die Knochenmasse langsam oder schnell abbauen wird.

Die Warnsignale sind aber nicht nur auf das Labor beschränkt. Ein Zeichen ist zum Beispiel die Abnahme der Körpergröße. Vielleicht fällt es anderen auf, oder Sie merken es selbst, daß Sie immer kleiner werden. Auch Tannenbaumfalten am Rücken sind ein Warnzeichen, oder die Tatsache, daß der Bauch bis zur Brustwirbelsäule stark nach vorn gewölbt ist, ohne daß man an Gewicht zugenommen hat. Wenn derartige Veränderungen auffallen, muß ein Arzt konsultiert werden.

Überdosierung (Giftigkeit)

Überschüssiges Kalzium wird normalerweise im Knochen eingelagert, um dort als Vorrat »abrufbereit« zu sein. Bei Veranlagung zu Steinbildung kann es jedoch vorkommen, daß bei übermäßiger Kalziumausscheidung über die Nieren kalziumhaltige Nierensteine entstehen. Zur Vorbeugung sollte man viel trinken (Mineralwasser).

Entgegen der herrschenden Meinung spielt Kalzium bei der Entstehung einer Arteriosklerose (Gefäßverkalkung) jedoch keine Rolle.

Wechselwirkungen

Phosphate aus der Nahrung können den Kalziumstoffwechsel positiv oder negativ beeinflussen. Das hängt von der aufgenommenen Menge und dem Verhältnis von Phosphor zu Kalzium ab. Ideal sind zwei Teile Kalzium, ein Teil Phosphat. Ist das Verhältnis umgekehrt, verbindet sich im Darm Kalzium mit dem Phosphat. Der Organismus kann das Kalzium nicht mehr aufnehmen und verwerten, es wird ungenutzt wieder ausgeschieden.

Oxalsäure (enthalten in Spinat, Rhabarber, Mangold, rote Bete) bindet ebenfalls Kalzium, das dem Körper dann nicht mehr zur Verfügung steht. Da Oxalsäure löslich ist, sollte das Kochwasser der aufgeführten Gemüsesorten weggeschüttet werden.

Phytinsäure (enthalten in den äußeren Schichten von Getreidekörnern) bildet im Darm zusammen mit Kalzium schwerlösliche Salze. Auch hierbei kann das Kalzium nicht mehr verwertet werden. Kleie enthält sehr viel Phytin. Bei gekeimten Körnern dagegen (zum Beispiel fürs morgendliche Müsli) wird die Phytinsäure bis zu einem Drittel abgebaut. Weizen, Gerste und Hafer enthalten deutlich weniger Phytinsäure als Roggen.

Eiweißstoffe (Proteine) beeinflussen den Kalziumstoffwechsel positiv wie negativ. Eine sehr hohe Eiweißaufnahme (zum Beispiel isolierte Eiweißkonzentrate, wie sie für Sportler sowie alte und kranke Menschen angeboten werden) verursacht eine vermehrte Kalziumausscheidung über die Nieren. Zuwenig Eiweiß beeinträchtigt die Kalziumbilanz ebenso. Richtig sind 0,9 Gramm Eiweiß pro Kilogramm Körpergewicht.

Alkohol und Abführmittel machen Knochen morsch. Alkohol hemmt die Aktivierung von Vitamin D und behindert damit die Kalziumaufnahme. Abführmittel verursachen eine beschleunigte Darmpassage, was eine verminderte Ausnutzung des Mineralstoffs zur Folge hat.

Mineralstoffe wie Kalium, Magnesium und Phosphor bilden zusammen mit Kalzium einen gut funktionierenden Regelkreis. Fehlt es an einem dieser Mineralstoffe oder ist sein Stoffwechsel gestört, kommt es zu Unregelmäßigkeiten bei der Kalziumverwertung.

Empfohlene tägliche Kalziumzufuhr

Neugeborene bis zu 6 Monaten	400 mg
Kleinkinder bis zu 12 Monaten	600 mg
Kinder bis zu 10 Jahren	800 mg
Jugendliche	1200 mg
Erwachsene	900–1200 mg
Schwangere und Stillende	1300–2000 mg
Frauen nach den Wechseljahren	1200–1500 mg
Ältere Männer	900–1200 mg
Sportler	2000 mg

Besonders kalziumreiche Nahrungsmittelquellen
mit Vergleichsangaben von Phosphor
(100 g entsprechen dem verzehrbaren Anteil)

	Kalzium	Phosphor
0,5 l Vollmilch (3,5 % Fett)	600 mg	450 mg
0,5 l Buttermilch	545 mg	450 mg
0,5 l Kefir/Dickmilch (3,5 % Fett)	600 mg	450 mg
1 Becher Vollmilchjoghurt (175 g, 3,5 % Fett)	250 mg	161 mg
0,5 l Molke (3,5 % Fett)	340 mg	215 mg
50 g Hartkäse (50 % Fett i. Tr. – Butterkäse, Edamer, Gouda, Harvati, Tilsiter) i. D.	390 mg	260 mg
50 g Weichkäse (50–70 % Fett i. Tr. – Brie, Camembert, Bavaria blue, Klosterkäse) i. D.	220 mg	150 mg
50 g Schafkäse (50 % Fett i. Tr.)	250 mg	150 mg
100 g körniger Frischkäse (20 % Fett i. Tr.)	95 mg	150 mg
100 g Magerquark	92 mg	160 mg
100 g Speisequark (20 % Fett)	85 mg	165 mg
100 g Sahnequark (40 % Fett)	95 mg	187 mg
50 g Kochkäse (10 % Fett)	450 mg	550 mg
50 g Schmelzkäse (20 % Fett i. Tr.)	300 mg	470 mg
100 g Eiscreme i. D.	120 mg	210 mg
100 g Erdbeereis	40 mg	33 mg

	Kalzium	Phosphor
100 g Fruchteis	46 mg	79 mg
100 g Speiseeis	76 mg	114 mg
100 g Vanilleeis	64 mg	74 mg
100 g Ölsardinen (mit Haut und Gräten)	330 mg	430 mg
100 g Garnelen (Fleisch)	92 mg	224 mg
100 g Brokkoli	105 mg	80 mg
100 g Grünkohl (gegart)	212 mg	68 mg
100 g Fenchel	109 mg	51 mg
100 g Blattspinat (frisch)	125 mg	55 mg
100 g Staudensellerie	80 mg	40 mg
100 g Löwenzahnblätter	170 mg	70 mg
100 g Porree/Lauch	87 mg	45 mg
100 g Mangold	103 mg	39 mg
100 g Schwarzwurzeln	53 mg	76 mg
100 g Okra	80 mg	70 mg
100 g weiße Rüben (gegart)	42 mg	25 mg
100 g Knollensellerie	70 mg	90 mg
30 g Brunnenkresse	64 mg	20 mg
30 g glatte Petersilie	74 mg	36 mg
30 g Schnittlauch	40 mg	21 mg
100 g Sojabohnensprossen	50 mg	58 mg
100 g Zuckerschoten	310 mg	265 mg
50 g Haselnußkerne	110 mg	165 mg
30 g Sesamsamen	266 mg	172 mg
30 g Sonnenblumenkerne	212 mg	120 mg

Praktische Empfehlungen

Bei einer gemischten vollwertigen Kost, die täglich Milch und Milchprodukte enthält, ist die empfohlene Kalziummenge leicht erreichbar und die eventuelle negative Wirkung von Oxal- sowie Phytinsäure nur von geringer Bedeutung.

Weniger gut, weil sehr phosphatreich, sind Soft Drinks (Limonaden), Cola-Getränke, Schmelz- und Kochkäse. Besser sind Fruchtsäfte (gibt es auch mit Kalziumzusatz). Verwenden Sie für Käsesaucen oder zum Überbacken keinen Schmelzkäse, sondern weichen Sie auf andere Käsesorten aus, bei denen das Kalzium-Phosphat-Verhältnis stimmt (siehe Tabelle Seite 47).

Wichtig: Achten Sie immer auf das ausgewogene Verhältnis von Kalzium zu Phosphat (2:1). Wurst und Käse sollten nicht zusammen gegessen werden, weil in vielen Wurstsorten Zusatzstoffe auf Phosphatbasis enthalten sind. Das Gleichgewicht von Kalzium und Phosphat könnte sich also ungünstig verschieben.

Beispiel für einen Tagesplan:
Morgens: Hafermüsli mit Milch; Quarkspeise mit Früchten; Mohn-, Sesam- oder Vollkornbrötchen mit Butter, Käse oder Ei, Honig.
Mittags: Fleisch, Fisch oder Gemüsegericht überbacken mit Käse; Kartoffeln; Reis; Hülsenfrüchte; Salat oder Gemüse mit Kräutern, Haselnüssen oder gerösteten Sesamsamen.
Abends: Vollkornbrot, Butter, Wurst, Ölsardinen, Lachs, Thunfisch oder Hering in Tomatensauce. Dazu Radieschen, Tomaten, Sojabohnensprossen (schmecken auch gut auf einem Butterbrot). Verwenden Sie viele frische Kräuter als zusätzliche Vitamingabe und Würzmittel, das spart außerdem an Kochsalz.

Achten Sie darauf, daß Ihre Kinder genügend Milch trinken und Milchprodukte essen. Für Milchmuffel: Eiscreme pur oder Eis als Soft Drink gemixt mit kalziumangereicherten Fruchtsäften. Wer überhaupt keine Milch oder Milchprodukte mag oder verträgt, sollte kalziumangereicherte Lebensmittel bevorzugen und eventuell Kalzium zusätzlich einnehmen. Grundsätzlich aber sollten Sie den Arzt fragen, wenn Sie Kalziumpräparate einnehmen wollen.

*Spurenelement **Kobalt** (Co) – Herz eines Vitamins und Blutbildner*

Einzigartig – Kobalt spielt für den Menschen nicht als eigenständiges Spurenelement eine Rolle, sondern als ein Teil von Vitamin B_{12}. Wie ein siamesischer Zwilling kann das eine ohne das andere nicht existieren. Der Organismus eines Erwachsenen enthält zwischen 1 und 10 Milligramm Kobalt, überwiegend in den Nieren. Winzig klein (millionstel Gramm) ist auch die Menge, die unser Körper täglich braucht, um seinen Bedarf an diesem Element zu decken.

Kobalt ist in unseren Nahrungsmitteln ausreichend vorhanden, kann aber nur als Vitamin B_{12} aus tierischen Produkten (Leber, Niere, Seefisch, Geflügel) vom Darm aufgenommen werden. Dort wird es bis zu 100 Prozent aus der Nahrung resorbiert und über die Nieren wieder ausgeschieden.

Funktion

Vitamin B_{12} und Kobalt wirken bei der Bildung der roten Blutkörperchen mit. Blut ist ein ganz besonderer Saft: Die rote Flüssigkeit besteht aus Billionen mikroskopisch kleiner Blutkörperchen und dem Blutplasma, dem flüssigen Anteil des Blutes.

Blut verbindet alle Zellen unseres Körpers. Es transportiert den lebenswichtigen Sauerstoff, die Nährsubstanzen und die Endprodukte des Stoffwechsels. Angetrieben vom Herzmuskel, fließt das Blut (jeder Mensch hat etwa 5 bis 6 Liter = durchschnittlich $^1/_{12}$ des Körpergewichts) in einem stetigen Kreislauf durch ein Adernetz von etwa 90 000 Kilometer Länge, das sich von den Arterien bis in die feinsten Kapillaren (Haargefäße) erstreckt.

Die festen (geformten) Bestandteile des Blutes, die Blutkörperchen, haben einen Anteil von 45 Prozent am Gesamtblut. Sie bestehen überwiegend aus roten Blutkörperchen (Erythrozyten), den weißen Blutkörperchen (Leukozyten) und den Blutplättchen (Thrombozyten).

Zur Produktion der roten Blutkörperchen werden Vitamine benötigt, ganz besonders das Vitamin B_{12}. Dieses Vitamin – medizinisch Cobalamin genannt, weil es einen Kern aus Kobalt enthält – wird in allen Zellen bei der Zellvermehrung herangezogen.

Somit wird deutlich, wie wichtig Kobalt für die Zellreifung und das Zellwachstum ist. Daneben unterstützt Kobalt – immer im Zweiklang mit Vitamin B_{12} – auch die Eisenaufnahme im Darm und sorgt als Bestandteil einiger Enzyme für den Eiweißaufbau. Außerdem scheint Vitamin B_{12} die Jodaufnahme in die Schilddrüse zu verbessern. Wir benötigen pro Tag ein Mikrogramm Vitamin B_{12}. Der Vorrat in der Leber beträgt normalerweise etwa das Tausendfache.

Mangelerscheinungen

Fehlt Vitamin B_{12}, fehlt auch Kobalt. Es kommt zum Abbau der roten Blutkörperchen, der Organismus reagiert mit einer perniziösen Anämie (bösartige Blutarmut). Meist ist die Ursache nicht ein Mangel an Vitamin B_{12} in der Nahrung, sondern eine Störung der Aufnahme (Resorption) von Vitamin B_{12} aus dem Darm. Zurückzuführen ist sie häufig auf eine chronische Entzündung der Magenschleimhaut.

Die gesunde Magenschleimhaut produziert ein Eiweiß (*intrinsic factor*), das sich mit dem durch die Nahrung zugeführten Vitamin

B_{12} zu einem Komplex vereinigt. Nur auf diese Weise gelingt es dem Vitamin, unbeschadet an den zerstörerischen Verdauungssäften des Dünndarms vorbeizukommen, um dann resorbiert zu werden.

Wird diese Gemeinschaft von Eiweiß und Vitamin nicht gebildet – zum Beispiel durch die bereits erwähnte Entzündung, aber auch nach Magenresektionen (Teil- oder Ganzentfernung des Magens) –, erhalten die Blutzellen kein Vitamin B_{12}.

Die perniziöse Anämie beginnt schleichend und macht sich bemerkbar durch wachsartige Blässe, Abgespanntheit, Appetitlosigkeit, Magen-Darm-Beschwerden, nervöse Störungen, Blutungen in Haut, Schleimhäuten und Netzhaut, Herzgeräusche, Zungenbrennen, Geschwüre am Mund, Knochenschmerzen und Vergrößerung der Milz. Ebenso können Störungen des Nervensystems auftreten wie Kribbeln, pelziges Gefühl, aber auch Schwäche in Armen und Beinen, unter Umständen auch eine Schwäche des Blasenverschlusses.

Vor etwa 60 Jahren versuchten Ärzte, die perniziöse Anämie mit 500 Gramm roher Leber pro Tag zu heilen, jedoch ohne Erfolg. 1948 wurde ein wesentlich angenehmeres und wirksameres Mittel entdeckt: das Vitamin B_{12}. Damit hat heute diese Form der Blutarmut ihren Schrecken verloren.

Vitamin B_{12} wird auch bei entzündlichen Nervenerkrankungen erfolgreich eingesetzt. Erkrankungen dieser Art können nicht durch Kobaltgaben behandelt oder beseitigt werden, da unser Organismus das kobalthaltige Vitamin B_{12} nicht selbst bilden kann. Die Gefahr von Blutarmut besteht insbesondere bei Veganern (extreme vegetarische Form, bei der sämtliche tierische Eiweiße abgelehnt werden).

Überdosierung (Giftigkeit)

Extrem hohe Tagesdosen von über 1 Milligramm pro Kilogramm Körpergewicht können toxische (giftige) Erscheinungen wie Herzmuskelschäden bis hin zum Herzversagen auslösen. Verursacht wird eine Überdosierung durch künstliche Kobaltzusätze in Lebensmitteln. So wird in manchen Ländern dem Bier zur Verbesserung des Schäumens und zur Erzeugung einer »schönen Blume« Kobalt zugesetzt. Bereits 500 Milligramm Kobalt pro Tag erzeugen Erbrechen und Durchfall. Ebenso kann ein Übermaß Ursache für Kropfbildung sein.

Wechselwirkungen

In hohen Dosen (siehe Giftigkeit) konkurriert Kobalt in der Zelle mit dem Mineralstoff Kalzium. Die Folge sind schwere Störungen der Muskulatur, insbesondere der Herzmuskulatur.

Empfohlene tägliche Kobaltzufuhr

Der genaue Bedarf ist bis heute nicht bekannt. Es wird jedoch angenommen, daß eine Menge von 5 bis 10 Mikrogramm pro Tag ausreicht.

Besonders kobaltreiche Nahrungsmittelquellen

(100 g entsprechen dem verzehrbaren Anteil)

100 g Rinderleber	10,5 µg
100 g Rinderniere	3,0 µg
100 g Lammherz	2,0 µg
100 g Truthahnfleisch i. D.	2,0 µg
100 g Kalbsleber	11,0 µg
100 g Flunder	6,0 µg
100 g Lachs	2,8 µg
100 g Forelle, Hecht, Renke	1,0 µg
100 g Haferkörner	8,5 µg
100 g Weizenbrot	2,0 µg
100 g Eierteigwaren	2,2 µg
100 g Käse i. D.	2,0 µg
100 g Kartoffeln	1,3 µg
100 g Erdnüsse (geröstet)	37,0 µg
100 g Walnußkerne	9,5 µg
100 g Milchschokolade	6,0 µg

Praktische Empfehlungen

Wer eine gemischte Kost aus Fleisch, Fisch, Eiern und Milchprodukten zu sich nimmt, bekommt ausreichende Mengen an Vitamin B_{12} und Kobalt. Nur strenge Vegetarier (Veganer) sind von einem Mangel bedroht. Hier helfen Hefeprodukte und Vitamin-B_{12}-Präparate.

Leber und Nieren sind zwar reich an Vitamin B_{12} und Kobalt, enthalten aber leider viele Schadstoffe. Deshalb sollten diese Produkte höchstens einmal in der Woche gegessen werden. Besser und weniger belastet, dazu preiswert und kobaltreich ist Herz vom Rind, Kalb oder Geflügel. Gegrillt oder auf asiatische Art mit viel Gemüse in der Pfanne zubereitet schmeckt es besonders gut.

*Spurenelement **Kupfer** (Cu) – macht Haut und Haare schön und stärkt die körpereigenen Abwehrkräfte*

Kupfer gehört zu den ältesten Metallen, die der Mensch kennt. Wir finden es in Rohren und Leitungen, in vielen Elektroartikeln, auf Dächern, im Kunsthandwerk und als funkelnden Blickfang in Profiküchen.

Als Spurenelement gehört Kupfer zu den essentiellen, also lebensnotwendigen Substanzen, ohne die unser Stoffwechsel nicht funktionieren kann. Größtenteils an Eiweißstoffe gebunden, hat ein Erwachsener zwischen 80 bis 100 Milligramm Kupfer im Organismus.

Kupfer erhalten wir durch die gleichen Nahrungsmittel wie das Spurenelement Eisen, also vorwiegend aus Fisch, Fleisch, grünem Blattgemüse, Nüssen und Hülsenfrüchten. Es wird im Darm aufgenommen und über Galle und Darm wieder ausgeschieden.

Funktion

Kupfer ist ein wichtiger Bestandteil einer Reihe von unterschiedlich wirkenden Enzymen, den eiweißhaltigen Biokatalysatoren unseres Körpers. Eine Hauptaufgabe dieses Spurenelements ist seine Beteiligung an der Bildung der roten Blutkörperchen, indem es beim Einbau von Eisen in den roten Blutfarbstoff (Hämoglobin) hilft. Eisen kann also ohne Kupfer nicht im Blutfarbstoff eingelagert werden. So führt ein Kupfermangel zu Blutarmut, selbst dann, wenn genügend Eisen im Organismus vorhanden ist. Kupfer ist aber auch für die Bildung der Pigmentstoffe nötig und bewirkt eine schöne Haut- und Haarfarbe. Bei Kupfermangel kommt es zu frühzeitig ergrauten Haaren.

Kupfer wird für den Eiweißstoffwechsel, für die Bildung des normalen Bindegewebes und für den Aufbau der besonderen Fettstoffe im Gehirn benötigt. Daneben ist es in den meisten Antikörpern (vom Körper gebildete Abwehrstoffe gegen Krankheitserreger; siehe *Mineralstoff Kalzium*, Seite 41) enthalten und damit auch von besonderer Bedeutung für die körpereigenen Abwehrsysteme. Außerdem wirkt Kupfer bei Heilungsprozessen erfolgreich mit. Und es sorgt auch dafür, daß Vitamin C vom Körper optimal ausgenutzt wird.

Unsere Nahrungsmittel enthalten heute weniger Kupfer als früher. Trotzdem wird der empfohlene Tagesbedarf mit einer

Mischkost aus Fleisch, Gemüse und Getreideprodukten gedeckt. Besonders kupferarm sind Kuh- und Muttermilch. Deshalb hat es die Natur so eingerichtet, daß Säuglinge mit einer Kupferreserve geboren werden. Dieser Vorrat in der Haut des Neugeborenen beträgt das 5- bis 10fache des Kupferanteils eines Erwachsenen und reicht für die ersten sechs Monate, bis das Baby gemischte Kost bekommt. Das Neugeborene benötigt Kupfer für den Aufbau von Enzymen und zur Blutbildung. Bei zunehmendem Alter nimmt der Kupfergehalt ständig ab.

Mangelerscheinungen

In der Regel kommt ein Mangel nur bei einseitiger Ernährung vor, zum Beispiel bei extremen Schlankheitskuren, bei Magersucht und bei Bulimie (Freß-Brechsucht). Andererseits tritt er auch bei chronischer Stirnhöhlenvereiterung und bei Prostataentzündung auf. Und natürlich bei großen Blutverlusten, wenn gleichermaßen viel Eisen und Kupfer verlorengehen. Daß Kupfermangel die Entstehung der Arteriosklerose begünstigen kann, ist eine bislang noch wenig beachtete Theorie.

Symptome einer Unterversorgung mit Kupfer sind Störungen der Pigmentierung (Haarausfall, Graufärbung der Haare) und des Nervensystems, Anämie (Blutarmut), Kraftlosigkeit, eingeschränkte Abwehr gegen Krankheiten, Gefäßverkalkung.

Überdosierung (Giftigkeit)

Kupfervergiftungen sind extrem selten. Es kann jedoch passieren, daß sich Kupfer in kupferhaltigen Wasserrohren löst und saures Trinkwasser mit Kupfer »angereichert« wird. Besonders gefährdet sind hier Kinder.

Durch ein derartiges Überangebot an Kupfer ist eine Schädigung der Darmflora möglich. Allerdings werden die Schleimhäute von Rachen, Speiseröhre und Magen durch das Kupfer so stark gereizt, daß es relativ rasch zum Erbrechen kommt, bevor die Giftstoffe in den Darm gelangen.

Bei bestimmten Erkrankungen, wie bei Morbus Wilson, handelt es sich um Erbkrankheiten; Kupfer wird dann unzureichend ausgeschieden und in Leber, Gehirn, Augen und Nieren vermehrt abgelagert. Diese Kupferspeicherkrankheit führt zur Leberverhärtung und Leberfunktionsstörung, zu graubrauner Hautfärbung und zu Störungen des Kohlenhydrathaushalts.

Wechselwirkungen

Inwieweit ein hoher Eiweißverzehr Kupfer und Zink negativ beeinträchtigt (auch das Spurenelement Zink wird an Eiweiß gebunden), ist bisher nicht ausreichend geklärt.

Empfohlene tägliche Kupferzufuhr

Säuglinge bis zu 12 Monaten	0,4–0,7 mg
Kinder bis zu 4 Jahren	0,7–1,0 mg
Kinder bis zu 7 Jahren	1,0–1,5 mg
Kinder bis zu 10 Jahren	1,0–2,0 mg
Kinder über 10 Jahre	1,5–2,5 mg
Jugendliche über 15 Jahre und Erwachsene	2,5–3,0 mg

Besonders kupferreiche Nahrungsmittelquellen
(100 g entsprechen dem verzehrbaren Anteil)

100 g Rindfleisch	0,6 mg
100 g Rinderleber	0,8 mg
100 g Vollgetreide (z. B. Weizenkörner, Vollreis, Buchweizen, Hafer, gekeimte Körner	0,6 mg
100 g Erbsen (getrocknet)	0,7 mg
50 g Nüsse (Mandeln, Erdnüsse, Sonnenblumenkerne)	0,2 mg
100 g Frischgemüse i. D.	0,3 mg

Praktische Empfehlungen

Bereiten Sie mit Essig oder Zitrone angemachte Salate und Rohkost niemals in Kupfergefäßen zu. Die Säure löst Kupfer aus dem Geschirr, und es kann zu einer Kupfervergiftung kommen.

Wenn Sie bei einer vollwertigen Ernährung genügend natürliche Nahrungsmittel verwenden und diese auf schonende Weise zubereiten, brauchen Sie sich um Ihre Kupferaufnahme keine Sorgen zu machen.

Mineralstoff ***Magnesium*** *(Mg) – Fitmacher für Herz, Hirn und Nerven*

Wenn bei einem Feuerwerk Leuchtkugeln am Himmel aufblitzen und verglühen, ist Magnesium im Spiel. Ebenso spektakulär ist dieses Leichtmetall am Aufbau der Erdrinde beteiligt: Es gibt zum Beispiel zusammen mit Kalzium den Dolomiten Form und Gestalt. Im Meerwasser kommen beträchtliche Mengen an Magnesiumsalzen vor, und auch in vielen berühmten Mineralquellen ist Magnesium enthalten. Außerdem ist es ein wichtiger Bestandteil des Blattgrüns (Chlorophyll). Da unsere Böden jedoch durch die vielerorts übliche Stickstoffdüngung zu wenig Magnesium aufweisen, können Pflanzen immer weniger von diesem wichtigen Mineral aufnehmen.

Das reine Element wurde erstmals 1828 von dem Chemiker Justus von Liebig hergestellt. Wie Kalium, Kalzium oder Natrium gehört Magnesium im Organismus zu den Elektrolyten (positiv oder negativ geladene Ionen), die jeweils unterschiedliche Aufgaben haben.

Der Körper eines Erwachsenen enthält zwischen 25 und 30 Gramm Magnesium. Der größte Teil davon – etwa 60 Prozent – ist in den Knochen deponiert. Von hier kann es jederzeit nach Bedarf freigesetzt werden. Das restliche Magnesium befindet sich in der Muskulatur, in der Leber, den Nieren, im Gehirn und im Blut.

Magnesium ist neben Kalzium der wichtigste Mineralstoff für unseren Organismus. Es muß deshalb regelmäßig über die Nahrung aufgenommen werden. Die Aufnahmefähigkeit hängt von der zugeführten Menge ab. Die Resorption ist besser, wenn genügend Vitamin D im Dünndarm vorhanden ist; durch Kalzium, Phosphor, Alkohol sowie eine fett- und eiweißreiche Ernährung, aber auch durch einen Mangel an den Vitaminen B_1 und B_6 wird sie dagegen gehemmt. Was der Körper nicht braucht, wird zu 30 Prozent über die Nieren und zu 70 Prozent über den Darm wieder ausgeschieden. Die Magnesiumkonzentration im Blut wird durch Hormone der Nebenschilddrüse geregelt.

Der tägliche Bedarf eines Erwachsenen liegt bei 300 bis 400 Milligramm. Diese Menge wird allerdings oft nicht erreicht; der Grund ist die Zubereitung der Lebensmittel. So enthält beispielsweise geschälter Reis deutlich weniger Magnesium als ungeschälter Naturreis. Auch beim Kochen gehen bis zu 50 Prozent des wasserlöslichen Minerals verloren (siehe *Tips und Tricks, um Mineralien zu erhalten,* Seite 114f.). Magnesium ist reichlich vorhanden in Vollkornprodukten, Nüssen, frischen Salaten und Gemüse, in Hülsenfrüchten und Milch.

Funktion

Magnesium ist maßgeblich am Eiweiß-, Fett- und Kohlenhydratstoffwechsel beteiligt und somit für den gesamten Energiehaushalt unentbehrlich. Mit anderen Worten: Ohne Magnesium ist die Eiweißsynthese gestört, die Fettspaltung in unserem Organismus nicht optimal, wird Blutzucker ungenügend abgebaut. Über 300 Biokatalysatoren (Enzyme) kommen erst auf Hochtouren, wenn sie die »Zündwirkung« von Magnesium trifft.

Magnesium ist wichtig für die Leistung der Muskeln, insbesondere des Herzmuskels. Es sorgt für eine normale Funktion des gesamten Nervensystems und der Leberzellen. Bedeutsam ist unter anderem seine Schutzfunktion vor den negativen Folgen von Streß, indem es die Zellmembranen stabilisiert und verhindert, daß die Zellen durch Streßhormone übererregt werden. Studien haben ergeben, daß Magnesium dadurch schweren Herzerkrankungen vorbeugen kann.

Zusammen mit Kalzium reguliert Magnesium die Durchlässigkeit der Zellwände (Membrane). Das heißt, Kalium und Magnesium kommen in der Zelle in geladener Form, Kalzium und Natrium als Gegenspieler außerhalb der Zelle vor. Alle vier Mineralstoffe sorgen für ein »spannungsreiches Gleichgewicht«. Bei einem Mangel von nur einem der Elemente wird das Gleichgewicht gestört, es kommt zu Erkrankungen.

Mangelerscheinungen

Ein Magnesiummangel tritt leider häufiger auf, als wir ahnen. Ein Grund dafür ist sicher falsche Ernährung: zuviel raffinierte, denaturierte Nahrungsmittel (wie Weißmehl, geschälter Reis usw.), zuviel Alkohol, zuviel Fleischkost und zuwenig Gemüse, Rohkost, Früchte und Vollkornprodukte.

Unser Organismus greift auf das in den Knochen gespeicherte Magnesium zurück, wenn es Engpässe bei der Versorgung gibt. Geschieht dies über einen längeren Zeitraum hinweg, kommt es allmählich zu schweren gesundheitlichen Störungen. Die Symptome können Konzentrationsschwäche, Gereiztheit, nervöses Muskelzucken, Muskelzittern sowie Krampfanfälle sein, es kann zu Herzjagen, Herzrhythmusstörungen, Angina pectoris (Herzenge) und sogar zum Herzinfarkt kommen. Auch Nierenfunktionsstörungen und Lebererkrankungen können die Folge eines Magnesiummangels sein. Da Magnesium im Dünndarm resorbiert wird, tritt ein Defizit besonders häufig auch bei Magen-Darm-Erkrankungen auf.

Größere Mengen Kalzium in der Ernährung führen ebenfalls zu einer verminderten Magnesiumaufnahme. Daneben verursachen Abführmittel, übermäßiges Schwitzen, Einnahme von Diuretika (harntreibende Mittel) und zuviel Alkohol eine erhöhte Magnesiumausscheidung. Wird nicht für ausreichenden Magnesiumnachschub gesorgt, kommt es zu einem Mangel und über kurz oder lang zu den aufgeführten Störungen.

Neben Leistungssportlern, Schwangeren und Stillenden haben auch streßbelastete Personen und ältere Menschen einen erhöhten Bedarf. Vor allem ältere Menschen ernähren sich häufig einseitig. Zudem sinkt mit zunehmendem Alter die Aufnahmefähigkeit des Darms.

Magnesium und das Herz

Damit die Versorgung von 60 Billionen Zellen optimal funktioniert, pumpt das Herz als zentraler Muskel täglich 6000 Liter Blut durch die Blutgefäße. Wie die Wurzeln eines Baumes den Boden durchziehen, so durchziehen feinste Gefäße (Kapillaren oder Haargefäße) den Körper. Sie sorgen dafür, daß jede Zelle ausreichend Blut bekommt. Das Blut fließt durch die Venen zum Herzen zurück, tankt in der Lunge neuen Sauerstoff und wird wieder über die Arterien in den Körper gepumpt. Die treibende Kraft ist dabei der Herzmuskel, der allein für diese Arbeit täglich 600 Liter Blut benötigt. Das kostet Energie, und Magnesium liefert sie. Es ist also nur logisch, daß das Herz bei Magnesiummangel äußerst empfindlich reagiert.

Daß Magnesium eine vorbeugende Wirkung bei Herzerkrankungen hat, wurde unter anderem in einer japanischen Studie festgestellt: In Gegenden, in denen das Trinkwasser einen hohen Magnesiumgehalt (30 Milligramm pro Liter) aufwies, erkrankten deutlich weniger Menschen an Herzinfarkt als dort, wo der Magnesiumgehalt nur bei 2,5 Milligramm pro Liter lag.

Eine von englischen Herzspezialisten an über 2000 Patienten durchgeführte Untersuchung ergab, daß das Risiko eines Infarkts mit Todesfolge um mindestens 25 Prozent geringer ist, wenn unmittelbar nach dem Infarkt Magnesium verabreicht wird. Bei Patienten mit Angina pectoris konnte durch intravenös injiziertes Magnesium das Risiko eines akuten Herzinfarkts verringert werden. Bei anderen Personen wurde durch Magnesiumgaben das Auftreten schwerer Herzrhythmusstörungen deutlich gesenkt.

Magnesium und Streß

Putzen, Einkaufen, Waschen, Bügeln, Hausaufgaben beaufsichtigen – das sind keine erfreulichen Freizeitbeschäftigungen, und die Anerkennung kommt weder aus der Waschmaschine noch von widerspenstigen Kindern. Alltäglicher häuslicher Streß ist von Unzufriedenheit, Ängstlichkeit und Abhängigkeit gekennzeichnet.

Szenenwechsel: Berufsalltag – Streß am Arbeitsplatz gilt als normal, schließlich »muß die Kohle stimmen«. Da wird jeden Tag aufs neue in den sauren »Streßapfel« gebissen. Man fühlt sich ausgenutzt von Job und Chef.

Streß ruft bestimmte Reaktionen im Körper hervor: Das Zwischenhirn registriert das Signal (starke Erregbarkeit, akute nervliche Belastung, Schocksituation) und informiert die Nebennieren. Diese Drüsen schütten die Streßhormone Adrenalin und Noradrenalin aus. Sie bewirken unter anderem, daß sich die Blutgefäße verengen, der Puls beschleunigt und der Blutdruck ansteigt. Zugleich wird aus bestimmten Zellen Magnesium freigesetzt und ins Blut geleitet. Der erhöhte Magnesiumanteil im Blut wirkt beruhigend auf die mobilisierten Kräfte im Körper: Die Blutgefäße erweitern sich wieder, der Blutdruck sinkt ab. Erleichtert atmen wir wieder durch. Aber das im Blut befindliche Magnesium, das als Anti-Streß-Faktor seine Arbeit getan hat, wird ausgeschieden und ist für die Zellen verloren. Erst nach einer geraumen Zeit wird es durch »abgerufenes« Magnesium aus dem Knochendepot wieder aufgefüllt. Fazit: Ständiger Streß verschleißt den Magnesiumanteil im Körper. Die Folgen sind Gefäßverengung und Bluthochdruck.

Magnesium und Arteriosklerose

Studien der letzten Zeit haben aufschlußreiche Erkenntnisse über die Schutzwirkung von Magnesium gegen Arteriosklerose gebracht. Arteriosklerose ist die Bezeichnung für eine Veränderung der Arterien (Schlagadern), bei der diese ihre normale Geschmeidigkeit verlieren und sich ihr Durchmesser verringert. Dieser Zustand wird dadurch verursacht, daß sich im Blut befindliche Fettstoffe wie Cholesterin und Triglyceride in den Gefäßwänden ablagern. Die Arteriosklerose entwickelt sich langsam und über Jahrzehnte hinweg unbemerkt. Genetische Faktoren und falsche Lebens- und Ernährungsgewohnheiten sind die Ursachen. Daraus resultiert im Laufe der Zeit ein erhöhter Blutdruck. Im fortgeschrittenen Stadium können weitere Störungen auftreten, zum Beispiel grauer Star oder auch Herzinfarkt. Ist die Arteriosklerose im Gehirn lokalisiert, kann sie zu Gedächtnisverlust, geistiger Verwirrung oder Schlaganfall führen.

Versuche haben gezeigt, daß Magnesium durch die Aktivierung des cholesterinabbauenden Enzyms Cholesterinesterase die Konzentration des Cholesterins im Blut senkt und sogar in den Blutgefäßen abgelagertes Cholesterin wieder zu entfernen vermag.

Überdosierung (Giftigkeit)

Bei einem gesunden Menschen kommt es zu keinem Überangebot von Magnesium. Denn was der Körper nicht für Zellen und Knochen braucht, wird über Nieren, Schweiß und Darmsekret wieder ausgeschieden. Liegt jedoch eine Nierenschwäche oder schwere Niereninsuffizienz vor, wird das Magnesium nicht normal ausgeschieden. Der unausgewogene Kalzium-Magnesium-Spiegel hat Störungen des Nervensystems zur Folge.

Wechselwirkungen

Der Magnesiumbedarf ist an die Kalziumversorgung gekoppelt. Je mehr Kalzium dem Körper zugefügt wird, desto größer ist der Bedarf an Magnesium (wichtig in den Wechseljahren oder wenn Kalziumgaben verordnet werden).

Empfohlene tägliche Magnesiumzufuhr

Kinder bis zu 7 Jahren	80–120 mg
Kinder bis zu 10 Jahren	170–250 mg
Kinder bis zu 14 Jahren	300–330 mg
Jungen ab 14 Jahre	400 mg
Mädchen ab 14 Jahre	350 mg
Erwachsene Männer	350 mg
Erwachsene Frauen	300 mg
Schwangere ab dem 4. Monat	400 mg
Stillende	450 mg
Sportler	500–600 mg

Besonders magnesiumreiche Nahrungsmittelquellen
(100 g entsprechen dem verzehrbaren Anteil)

0,1 l Kondensmilch (4% Fett)	37 mg
0,1 l Kaffeesahne (10% Fett)	35 mg
100 g Edamer Käse (30% Fett i. Tr.)	59 mg
100 g Edelpilzkäse (50% Fett i. Tr.)	39 mg
100 g Limburger Käse (20% Fett i. Tr.)	39 mg
100 g Hering/Bückling	32 mg
100 g Seezunge	49 mg
100 g Steinbutt	45 mg
100 g Austern (Fleisch)	40 mg
100 g Krabbenfleisch	67 mg
100 g Forelle/Karpfen	30 mg
100 g Heringsfilet in Tomatensauce	61 mg
100 g Räucheraal	34 mg
100 g Brathuhn/Truthahn i. D.	37 mg
100 g gemischtes Hackfleisch	33 mg
100 g Frühstücksfleisch	59 mg
100 g Buchweizen (Korn)	85 mg
100 g Gerstengraupen	125 mg
100 g Vollkornmehl	155 mg
100 g Haferflocken (Vollkorn)	139 mg
100 g Hirse (Korn)	170 mg
100 g Mais (Korn)	120 mg
100 g Vollkornreis	157 mg
100 g Weizenkeime	325 mg
100 g Weizenkleie	590 mg
100 g Vollkornbrot	92 mg
100 g Mandelmakronen	94 mg
100 g Fertig-Schoko-Müsli	140 mg
100 g Eierteigwaren (gekocht)	67 mg
100 g Bierhefe (Flocken)	230 mg
100 g Hülsenfrüchte i. D. (Bohnen, Kichererbsen, Erbsen, Linsen, Sojabohnen)	200 mg
100 g Cashewnüsse	270 mg
100 g Erdnüsse (geröstet)	180 mg
100 g Mandeln	170 mg
100 g Hasel-, Wal-, Paranüsse, Pistazien i. D.	160 mg
100 g Staudensellerie	27 mg
100 g grüne Bohnen	26 mg
100 g Brokkoli	2 mg
100 g Brunnenkresse	34 mg

100 g Endivien	30 mg
100 g Fenchel	49 mg
100 g Grünkohl	34 mg
100 g Ingwer (frisch)	130 mg
100 g Kohlrabi	32 mg
100 g Löwenzahnblätter	36 mg
100 g glatte Petersilie	41 mg
100 g Petersilienwurzel	52 mg
100 g Rucola	151 mg
100 g Sauerampfer	41 mg
100 g Schnittlauch	44 mg
100 g Zuckermais	43 mg
100 g Aprikosen (getrocknet)	50 mg
100 g Banane (frisch)	36 mg
100 g Brombeeren	30 mg
100 g Datteln (getrocknet)	50 mg
100 g Feigen (getrocknet)	70 mg
100 g Himbeeren	30 mg
100 g Papaya	40 mg
100 g Passionsfrucht	39 mg
100 g Rosinen	65 mg

Praktische Empfehlungen

Essen Sie täglich 250 Gramm Gemüse, die Hälfte davon in Form von Rohkost oder Salat. Reichern Sie Ihre Kost immer mit Petersilie und Schnittlauch an. (Die glatte Petersilie enthält mehr Magnesium als die krause, die nur zur Dekoration dient.) Essen Sie möglichst fettarm, zuviel Fett verringert die Magnesiumaufnahme.

Wer besonders eiweißreich ißt, viel Alkohol trinkt oder Östrogenpräparate einnimmt, sollte mehr magnesiumhaltige Nahrungsmittel verwenden bzw. magnesiumreiches Mineralwasser trinken (achten Sie darauf, daß mindestens 50 Milligramm Magnesium pro Liter enthalten sind).

Beispiel für einen Tagesplan:
Morgens: Müsli aus gekeimten Weizenkörnern, Haferflocken, Nüssen, frischen oder getrockneten Früchten mit Joghurt oder Milch.
Mittags: Statt Nudeln, Reis oder Kartoffeln öfter mal Hirse als Beilage reichen. Nach arabischen Rezeptideen läßt sie sich besonders lecker zubereiten.
Abends: Rohkostsalate, Vollkornbrot, Räucherfisch, Käse.

Mischen Sie sich Ihr »Studentenfutter« für die kleinen Zwischenmahlzeiten selbst. Nehmen Sie dazu Rosinen, Nüsse, getrocknete Aprikosen, gekochte und geröstete Kichererbsen, Sojabohnen und Linsen.

*Spurenelement **Mangan** (Mn) – Schützenhilfe für Abwehrkräfte*

Die Rückstände von Pflanzenschutzmitteln und Giften aus der Umwelt sowie die Schwermetalle in unserer Nahrung haben zwar abgenommen und liegen deutlich unter den von der Weltgesundheitsorganisation (WHO) festgesetzten Mengen. Dennoch muß sich unser Organismus tagaus, tagein mit Umweltgiften jeglicher Art auseinandersetzen. Bei dieser Aufgabe hilft uns das Spurenelement Mangan. In unserem Körper kommt es in einer Konzentration von 10 bis 40 Milligramm vor. Der überwiegende Teil ist in den Knochen gelagert. Außerdem befindet sich Mangan in der Leber, der Bauchspeicheldrüse, den Nieren und in der Muskulatur.

Mangan kann nicht im Körper gespeichert werden. Lediglich Schwangere verfügen über ein kleines Depot. Wir sind also darauf angewiesen, Mangan täglich mit der Nahrung zu uns zu nehmen. Der gesunde Organismus resorbiert nur etwa 3 bis 4 Prozent des aus den Lebensmitteln aufgenommenen Mangans. Die Ausscheidung erfolgt hauptsächlich über die Galle in den Darm.

Pflanzliche Lebensmittel sind besonders reich an Mangan, zum Beispiel Getreide, Gemüse, Nüsse, Hülsenfrüchte, Bierhefe, Kakao und Tee.

Funktion

Mangan ist wichtig für den Aufbau und den Erhalt von Knochen, Zähnen und Bindegewebe und arbeitet hier eng mit dem Mineralstoff Kalzium zusammen. Als Bestandteil von Enzymen und Co-Enzymen wirkt es beim Abbau von Fettsäuren und Cholesterin mit. Es hilft im Kohlenhydratstoffwechsel und aktiviert jene Enzyme, die für die Sexualität und für die Stillfähigkeit zuständig sind.

Mangan sorgt in der Leber dafür, daß Umweltgifte abgebaut werden, bevor sie Schaden anrichten. Damit unterstützt es die körpereigene Abwehr. Außerdem wird Mangan eine Bedeutung bei der Bildung der Blutgerinnungsfaktoren zugesprochen. Und es scheint, daß es eine wichtige Rolle bei Allergien spielt.

Doch die Forschung über Mangan steckt erst in den Kinderschuhen und ist noch lange nicht zu abschließenden Ergebnissen gekommen. Die Zukunft könnte hier noch für manche Überraschung sorgen.

Mangelerscheinungen

Da Mangan in vielen Lebensmitteln enthalten ist, kommt ein Defizit an diesem Spurenelement praktisch nicht vor. Allenfalls bei einer übermäßig hohen Zufuhr an Kalzium, Eisen und Phosphat kann die Aufnahmefähigkeit von Mangan empfindlich vermindert sein. Bisher sind beim Menschen keine Mangelerscheinungen bekannt geworden.

In Tierversuchen allerdings wurde festgestellt, daß zuwenig Mangan in der Ernährung zu Wachstumsstörungen, Skelettveränderungen, Unfruchtbarkeit und Nervenerkrankungen führen kann.

Überdosierung (Giftigkeit)

In größeren Mengen – wie sie beispielsweise in der Industrie Verwendung finden – ist das Schwermetall Mangan toxisch. Bisher gibt es jedoch keine Kenntnisse über Überdosierungen durch Lebensmittel. Wahrscheinlich liegt das auch daran, daß ohnehin nur geringe Mengen des Spurenelements resorbiert werden. Der Rest wird ausgeschieden.

Wechselwirkungen

Zwischen Vitaminen, Mineralstoffen und Spurenelementen besteht eine enge Wechselbeziehung. Auch Mangan verhilft beispielsweise den Vitaminen A und B_1 zu einer optimalen Aufnahme. Andererseits kann, wie oben erwähnt, eine überreichliche Phosphor-, Kalzium- oder Eisenaufnahme die Manganresorption vermindern.

Empfohlene tägliche Manganzufuhr

Säuglinge bis zu 4 Monaten	0,3–0,6 mg
Säuglinge bis zu 12 Monaten	0,6–1,0 mg
Kinder bis zu 4 Jahren	1,0–1,5 mg
Kinder bis zu 7 Jahren	1,5–2,0 mg
Kinder bis zu 10 Jahren	2,0–3,0 mg
Kinder ab 10 Jahre	2,0–5,0 mg
Jugendliche und Erwachsene	2,0–5,0 mg

Besonders manganreiche Nahrungsmittelquellen
(100 g entsprechen dem verzehrbaren Anteil)

100 g Vollkornreis i. D.	5,0–7,0 mg
100 g Kartoffeln i. D.	2,0–3,0 mg
100 g Gemüse i. D.	0,2–1,5 mg
100 g Vollkornmehl i. D.	1,0–8,0 mg
100 g Nüsse i. D.	1,0–5,0 mg
schwarzer Tee	keine Werte vorhanden

Praktische Empfehlungen
Wer gerne Tee trinkt, hat mit Mangan ausgesorgt. Auch Vegetarier nehmen im Vergleich zu anderen reichlich Mangan zu sich. Jeder, der sich mit Gemüse, Vollkornprodukten bzw. mit der bei uns üblichen Mischkost ernährt, bekommt täglich ausreichend von diesem Spurenelement.

Wenn Sie viel Milch trinken und Fleisch essen, brauchen Sie mehr Mangan. Nehmen Sie deshalb reichlich Gemüse, Vollkornbrot und Nüsse in Ihren täglichen Speiseplan auf. Und trinken Sie morgens Tee.

*Spurenelement **Molybdän** (Mo) – Entroster für die Zellen*

Molybdän ist ein bleiartiges Schwermetall, das in der Stahlherstellung Verwendung findet. Es macht Stahl besonders widerstandsfähig und vor allem korrosionsbeständig. Ähnlich wirkt dieses Spurenelement im menschlichen Körper. Es ist für uns lebenswichtig, weil es das Ranzigwerden von Fettstoffen in den Zellwänden verhindert. Mit anderen Worten: Molybdän läßt nicht zu, daß wir einrosten. Außerdem ähnelt es in seiner Wirkung als »Altersbremse« dem Vitamin E .

Unser Körper enthält 20 Milligramm Molybdän, die sich vor allem in der Leber und in den Nieren befinden. Sie spielen eine wichtige Rolle im Enzymsystem.

Der Mensch braucht in seinem Leben insgesamt nur etwa 8 bis 12 Gramm Molybdän. Damit er über diese Menge verfügen kann, muß er täglich etwa 150 bis 500 Mikrogramm mit der Nahrung aufnehmen. Normalerweise ist das kein Problem! Allerdings verschlechtern saurer Regen und die dadurch bedingte Übersäuerung unserer Böden seit Jahren die Molybdänbilanz in unseren Nahrungsmitteln, da Molybdän mit zunehmender Übersäuerung des Bodens seine Löslichkeit verliert.

Funktion

Ganz entscheidend wirkt Molybdän bei der Vorbeugung gegen Gicht – also gegen die Harnsäurekonzentration im Organismus. Es sorgt dafür, daß Abfallprodukte bei der Eiweißverwertung in Harnsäure umgewandelt und aus dem Körper transportiert werden. Dadurch wird verhindert, daß es zu schmerzhaften Ablagerungen von Harnsäurekristallen in den Gelenken, den Schleimbeuteln und den Sehnenansätzen kommt.

Molybdän aktiviert die Leberenzyme, die zum Beispiel Alkohol abbauen. Durch seine entsäuernde Wirkung hat es einen positiven Einfluß auf das Immunsystem, auf die Abwehr von Infekten und Allergien.

Molybdän setzt außerdem das Eisen für den Sauerstofftransport im Blut frei, und es spielt im Schwefelstoffwechsel des Körpers – und damit bei der Neubildung von Hautzellen – eine entscheidende Rolle. Wie schon erwähnt, wirkt Molybdän als natürliche Altersbremse und arbeitet im Körper eng mit den Fluoriden zusammen. Es sorgt dabei für gesunden Zahnschmelz und für den Einbau von Kalzium in die Knochen.

Mangelerscheinungen

Bisher war das Spurenelement Molybdän in der Forschung eher ein Stiefkind. Es liegen noch zuwenig Untersuchungen und Ergebnisse vor. So weiß man auch bisher kaum etwas über Mangelerscheinungen. Allerdings läßt sich aufgrund einer an der Universität Birmingham durchgeführten Studie vermuten, daß Kinder mit Molybdänmangel zu Kariesschäden neigen.

Molybdän bewältigt in unserem Körper vielfältige Aufgaben – ein Mangel kann der Grund für Gicht, für Eisenmangelanämie (Blutarmut) oder auch für eine schlechte Alkoholverträglichkeit sein.

Überdosierung (Giftigkeit)

Bei chronisch überdosierten Molybdängaben wurden gichtähnliche Symptome beobachtet. Bei einer vernünftigen Ernährung kommt es jedoch zu keiner Vergiftung.

Wechselwirkungen

Molybdän scheint die Fluoridspeicherung zu beeinflussen. Das würde bedeuten, daß bei einem Mangel an Molybdän auch zuwenig Fluorid vorhanden ist. Andererseits kann eine erhöhte Zufuhr von Kupfer die auf Überdosierung zurückzuführenden gichtähnlichen Symptome mindern. Auch Eisen und Zink scheinen beim Molybdänstoffwechsel eine entscheidende Rolle zu spielen. Die Ergebnisse weiterer Forschungsstudien sind abzuwarten. Eines aber steht heute schon fest: Mit den Erkenntnissen über die Wechselwirkungen mit anderen Mineralstoffen, Spurenelementen und Vitaminen wird die Bedeutung einer vollwertigen Ernährung immer wichtiger.

Empfohlene tägliche Molybdänzufuhr

Der exakte Tagesbedarf steht nicht fest. Es wird jedoch vermutet, daß eine Tagesmenge zwischen 150 und 500 Mikrogramm ausreicht.

Besonders molybdänreiche Nahrungsmittelquellen
(100 g entsprechen dem verzehrbaren Anteil)

100 g Hühnerei	49 µg
100 g Weizenkeime	100 µg
100 g Reis (poliert)	80 µg
100 g Haferkorn	70 µg
100 g Mais (ganzes Korn)	55 µg
100 g Eierteigwaren	49 µg
100 g Weizenmehl	45 µg
100 g Weizenvollkornbrot	31 µg
100 g Sojamehl (Vollfett)	180 µg
100 g Hülsenfrüchte	70 µg
100 g grüne Bohnen	43 µg

Praktische Empfehlungen

Molybdän ist wichtig – doch scheint keine Notwendigkeit zu bestehen, zusätzliche Präparate molybdänhaltiger Art einzunehmen. Es sei denn, Ihre gesamte Kost stammt aus einem nährstoffarmen sauren Boden, was wohl kaum anzunehmen ist. Dennoch ist anzuraten, häufiger Gemüse und Vollkornprodukte aus biologischem Anbau zu kaufen. Essen Sie abwechslungsreich: mal am Morgen ein Müsli mit frischen gekeimten Weizenkörnern (Sie können die Körner selbst leicht zum Keimen bringen, siehe Seite 117), mal reichlich Gemüse (noch bißfest) und hin und wieder Getreidekörner als Risotto. Hülsenfrüchte eignen sich nicht nur als Eintopf, sondern geben als Beilage eine gute geschmackliche Abwechslung.

*Mineralstoff **Natrium** (Na) – die entscheidende Prise*

Natrium ist ein metallisches Element, das in Verbindung mit Chlor bzw. Chlorid als Tafelsalz bekannt ist. Beide Elemente sind Elektrolyte, das heißt, sie sind elektrisch geladen und können elektrischen Strom leiten.

Kochsalz war nicht immer so selbstverständlich zu bekommen wie heute. Zu früheren Zeiten galt es als Kostbarkeit, und mitunter überstieg sein Wert sogar den von Gold und Diamanten.

Der Urmensch, der Jäger und Sammler, lebte vorwiegend vom Fleisch wilder Tiere, das, oft roh verzehrt, wegen seines natürlichen Gehalts an Mineralien den Salzbedarf des menschlichen Organismus deckte. Mit Beginn der bäuerlichen Kultur änderten sich auch die Ernährungsgewohnheiten. Der seßhaft gewordene Mensch nahm mehr pflanzliche Nahrung zu sich, die mit Salz angereichert werden mußte. So war es ganz natürlich, eine Siedlung dort zu errichten, wo nicht nur Wasser, sondern auch Salz vorhanden war.

Um Salz wurden Kriege geführt. Große Feldherren, Kaiser und Könige erpreßten durch Salzsteuern das Geld, das sie für ihren aufwendigen Lebensstil benötigten. Und als Tauschobjekt stand Salz an erster Stelle. Ohne Salz würde es heute zwei bedeutende europäische Städte nicht geben: Rom und München. Rom entstand an der Stelle, an der die »Via salaria« – die erste Salzhandelsstraße – über den Tiber führte. Und die unbedeutende kleine Siedlung »Munichen« an der Isar erblühte zur Salzstadt München, nachdem Heinrich der Löwe durch eine List die Salzstraße von Reichenhall nach Augsburg umleitete.

Salzlagerstätten entstanden in Meeresbuchten, die durch Untiefen vom Ozean abgetrennt waren. Springfluten füllten die Buchten immer wieder mit frischem Salzwasser auf, das im tropischen Klima verdunstete. Das führte zu Ablagerungen von Salzkristallen am Boden; im Laufe von Jahrmillionen kam so Salz auf Salz, überdeckt von mächtigen Schichten aus Ton und Sand. Noch heute wird in Bergwerken Salz gefördert, das auf diese Weise entstanden ist. In Gegenden mit reichlich Sonnenenergie dagegen bleibt man dem alten Vorbild treu. Dort glitzern und funkeln »Salzgärten«: flache, künstlich angelegte Meersalzbecken. Und so haben die modernen Industriestaaten keine Not, jederzeit ohne allzugroßen Aufwand an das »weiße Gold« zu gelangen.

Salz ist für den Menschen so wichtig wie Öl für das Auto. Es ist ein lebensnotwendiger Bestandteil unserer Körperflüssigkeit. Ein Erwachsener hat eine Gesamtmenge von etwa 100 Gramm Salz in sich. Unser Hunger nach diesem Mineral ist ein Instinkt und genauso mächtig wie Durst. Eine Tagesmenge von 5 Gramm Kochsalz reicht schon aus, um diesen Trieb zu stillen (1 Gramm Kochsalz enthält 0,4 Gramm Natrium und 0,6 Gramm Chlorid).

Neben Kochsalz sind noch andere Natriumsalze wie Natriumcarbonat, Natriumphosphat, Natriumlactat oder Natriumcitrat in unserer Nahrung enthalten. Man findet sie vor allem in geräucherten und gesalzenen Produkten wie Wurstwaren, Käse, Salzhering, Gepökeltem, Fleisch, Brot, aber zum Beispiel auch in Backpulver. Natrium wird leicht und schnell über den Darm aufgenommen. Überschüsse scheidet der gesunde Mensch über die Nieren und den Schweiß aus.

Funktion

Für alle Körperfunktionen ist eine ganz bestimmte Konzentration von Wasser und Mineralsalzen notwendig. Der Körper eines 70 Kilogramm schweren Erwachsenen besteht zu 60 Prozent aus Wasser und zu 40 Prozent aus festen Stoffen. 5 Prozent der festen Stoffe, etwa 3,5 Kilogramm, sind Mineralstoffe und Spurenelemente. Davon entfallen etwa 100 Gramm auf Natrium und 80 Gramm auf Chlorid.

Ein Drittel des gesamten Natriumbestandes ist an die Knochen gebunden. Der Rest sowie das Chlorid sind Bestandteil der Körperflüssigkeit. Jede unserer Zellen wird von einer Salzlösung umspült, deren Zusammensetzung dem Meerwasser ähnelt. Eine Erinnerung daran, daß alles Leben vor Jahrmilliarden im Ozean entstand.

Natrium und Chlorid regeln den körpereigenen Wasser- und Elektrolythaushalt. Sie sichern die Gewebespannung (Osmose) außerhalb der Zellen, indem die elektrisch geladenen Teilchen dafür sorgen, daß in der Körperflüssigkeit immer ein bestimmter Druck aufrechterhalten bleibt.

Kalium als Gegenspieler von Natrium reguliert den osmotischen Druck im Zellinnern. Daneben ist der Austausch von Natrium und Kalium auch wichtig für die Funktion der Muskel- und Nervenzellen. Natrium beeinflußt die Aufnahme von Zucker und Aminosäuren (Eiweißbausteine) in unsere Körperzellen, kann über Enzyme notwendige chemische Vorgänge anregen, hilft bei der Verdauung (zusammen mit Chlorid ist es in allen Verdauungssäften enthalten) und ist ein Baustein des Knochens.

Die physiologisch wichtigste Eigenschaft des Natriumchlorids aber ist seine Fähigkeit, Wasser zu binden: 1 Gramm Kochsalz bindet 100 Milliliter Wasser und hält es im Gewebe zurück. Bei einem Übermaß an Kochsalz kann in den Geweben und in der Blutbahn soviel Wasser gestaut werden, daß es zu einer Belastung von Herz, Kreislauf und Nieren kommt.

Mangelerscheinungen

Der gesunde Mensch wird ausreichend mit Salz versorgt. Einmal durch das tägliche Würzen mit Kochsalz, zum anderen durch den natürlichen Natriumgehalt in Nahrungsmitteln.

Ein Natriummangel kann durch große körperliche Leistungen auftreten, zum Beispiel bei Sporttreibenden, vor allem bei Leistungssportlern. Beim Schwitzen geht dem Körper ständig Salz und Wasser verloren. Fehlt Salz, streikt der Organismus – es kommt zu Muskelkrämpfen und Kopfschmerzen. In 24 Stunden produziert ein Erwachsener etwa 5 Liter Verdauungssäfte mit etwa 20 Gramm Natriumchlorid. Deshalb treten bei Erbrechen und Durchfall ebenfalls größere Verluste auf. So sind beispielsweise Bulimiekranke und Magersüchtige besonders gefährdet. Ein Salzmangel kann auch entstehen, wenn die Nieren erkranken und nicht mehr voll funktionstüchtig sind.

Bei hohem Fieber, in heißem Klima sowie bei sportlichen Betätigungen – immer wenn reichlich Schweiß und Flüssigkeit verlorengehen –, hilft am besten eine schnelle Salz- und Flüssigkeitszufuhr in Form von Salzstangen, Fleisch- und Gemüsebrühen, natriumreichen Mineralwässern oder speziellen Sportlerdrinks, die mit den entsprechenden Mineralien angereichert wurden.

Überdosierung (Giftigkeit)

Durchschnittlich 12 Gramm Kochsalz werden hierzulande pro Kopf und Tag verzehrt, möglicherweise sogar noch mehr. Zuviel, meint die Deutsche Gesellschaft für Ernährung. Doch die Nieren eines Gesunden können sich gut anpassen und bei ausreichender Flüssigkeitszufuhr relativ große Salzmengen über den Harn ausscheiden. »Vergiftungen« durch Salz kommen daher selbst bei großen Mengen nicht vor. Es sei denn, es bestehen bestimmte Situationen, erbliche Belastungen oder besondere Krankheiten.

Krankheiten, die mit Wasseransammlungen in den Geweben – sogenannten Ödemen – einhergehen (zum Beispiel Nieren- und Herzerkrankungen), können zu Salzüberladung führen. Hier wird der Arzt die Grundkrankheit behandeln und zusätzlich eine salzarme Kost verordnen.

Salz und Bluthochdruck

Bis heute ist nicht bewiesen, daß Bluthochdruck allein auf übermäßig hohen Salzkonsum zurückzuführen ist. Sicher ist jedoch, daß ein bereits bestehender Bluthochdruck durch ein Übermaß an Salz verstärkt wird und Komplikationen wie Schlaganfall, Herzinfarkt, Arteriosklerose oder Nierenversagen verursachen kann. Von einem Bluthochdruck (Hypertonie) spricht man, wenn die Meßwerte 140 zu 90 im Ruhestand überschreiten.

(Die erste Zahl zeigt den systolischen, den oberen Blutdruck an. Das ist der Druck, der auf die Gefäßwände wirkt, während sich der Herzmuskel zusammenzieht, um den Blutkreislauf in Schwung zu halten. Die zweite Zahl beschreibt den diastolischen, den unteren Blutdruck. Sie stellt den Druck dar, der zwischen den einzelnen Herzschlägen in den Gefäßen herrscht, wenn also der Herzmuskel entspannt ist. Die Maßeinheit für beide Werte ist »Millimeter Quecksilber«; sie bezieht sich auf die Skala der Standardmeßgeräte).

Man unterscheidet zwei Formen des Hochdrucks. Zum einen gibt es den primären (essentiellen) Bluthochdruck, dessen Ursache nicht eindeutig geklärt ist. Erbliche Veranlagung scheint jedoch eine Rolle zu spielen. Auch ungesunder Streß, Übergewicht, Rauchen, zu hohe Blutfettwerte und die Antibabypille können Bluthochdruck auslösen.

Die zweite Form, der sekundäre Bluthochdruck, ist die Folgeerscheinung einer vorausgegangenen Grundkrankheit, zum Beispiel eines Nierenleidens, einer Überfunktion der Schilddrüse oder gutartiger Geschwülste der Nebennieren. Früher glaubte man einen Zusammenhang zwischen Kochsalz-/Natriumaufnahme und Bluthochdruck zu sehen, weil salzarm lebende Naturvölker kaum unter Bluthochdruck leiden. Bei Nordjapanern dagegen, die durch den Verzehr von gesalzenem Fisch bis zu 25 Gramm Salz pro Tag aufnehmen, wurden die meisten Fälle von Bluthochdruck bekannt. So empfahl man allen Hypertonikern Enthaltsamkeit in Sachen Salz. Neuere Forschungsergebnisse stellen allerdings die alte medizinische Schulweisheit in Frage.

Amerikanische, englische und deutsche Forscher haben herausgefunden, daß der Einfluß von Salz auf den Bluthochdruck möglicherweise viel geringer ist als bisher angenommen. Eine Studie an der Universitätsklinik Bonn ergab, daß nur 17 Prozent der Patienten auf salzarme Kost mit fallendem Blutdruck reagierten. Mehr als zwei Drittel zeigten keinerlei Reaktion. 16 Prozent der Untersuchten reagierten »verkehrt«. Ihr Blutdruck stieg an, weil die Diät mit 1 Gramm Salz pro Tag den Fettstoffwechsel veränderte und damit andere Risikofaktoren auslöste. Diese sogenannte Salzsensitivität ist wahrscheinlich erblich bedingt und entwickelt sich stärker bei Übergewicht und im Alter. Fazit: Wer von seinem Arzt zu salzarmer Kost verdonnert wird, sollte sich erst untersuchen lassen, ob und wie er auf die Salzreduzierung reagiert.

Wechselwirkungen

Wie in den Kapiteln über Kalium, Kalzium und Magnesium bereits ausgeführt, besteht mit diesen Mineralstoffen aufgrund ihrer Aufgabe innerhalb und außerhalb der Zellen eine unmittelbare Beziehung.

Empfohlene tägliche Natriumzufuhr

Säuglinge bis zu 12 Monaten	130–180 mg
Kinder und Jugendliche	300–550 mg
Erwachsene	450–550 mg

Besonders natrium- und kochsalzreiche Nahrungsmittelquellen
(100 g entsprechen dem verzehrbaren Anteil)

BROT	Kochsalz	Natrium
100 g Bauernbrot	1,0 g	400 mg
100 g Knäckebrot	1,0 g	460 mg
100 g Roggen-, Weizenmischbrot	1,0 g	400 mg
100 g Pumpernickel	0,7 g	370 mg
100 g Roggenvollkornbrot	1,0 g	420 mg
100 g Toastbrot	0,8 g	380 mg
100 g Weißbrot	1,0 g	380 mg

	Kochsalz	Natrium
100 g Weizenvollkornbrot	0,8 g	430 mg
100 g Brötchen	1,2 g	485 mg
100 g Roggenbrötchen	1,3 g	550 mg
100 g Zwieback	0,7 g	260 mg
FISCHERZEUGNISSE		
100 g Aal (geräuchert)	1,2 g	500 mg
100 g Bismarckhering	2,6 g	980 mg
100 g Brathering	1,4 g	570 mg
100 g Bückling	0,2 g	110 mg
100 g eingelegter Hering	1,5 g	590 mg
100 g Forellenfilet (geräuchert)	1,2 g	500 mg
100 g Hering in Gelee	1,5 g	595 mg
100 g Hering in Tomatensauce	1,3 g	525 mg
100 g Kaviarersatz (Deutscher Kaviar)	5,4 g	2120 mg
100 g Makrele (geräuchert)	0,7 g	260 mg
100 g Matjesfilet	6,3 g	2250 mg
100 g Ölsardinen	1,3 g	510 mg
100 g Rollmops	2,3 g	920 mg
100 g Salzhering	15,1 g	5930 mg
100 g Schillerlocken	1,7 g	705 mg
100 g Seelachs in Öl (Lachsersatz)	7,3 g	2900 mg
100 g Thunfisch in Öl	0,9 g	360 mg
FLEISCHERZEUGNISSE		
100 g Bierschinken	1,6 g	740 mg
100 g Blutwurst	1,6 g	650 mg
100 g Bockwurst	1,7 g	700 mg
100 g Bratwurst	1,3 g	520 mg
100 g Bündner Fleisch	5,3 g	2100 mg
100 g Cervelatwurst	2,3 g	1260 mg
100 g Corned beef (deutsches)	2,0 g	830 mg
100 g Fleischwurst	2,0 g	820 mg
100 g Frankfurter Würstchen	1,9 g	780 mg
100 g Frühstücksspeck	4,4 g	1770 mg
100 g Geflügelleberwurst	1,7 g	735 mg
100 g Gelbwurst	1,3 g	615 mg
100 g Hackepeter	2,0 g	800 mg
100 g Jagdwurst	2,0 g	820 mg
100 g Knackwurst	3,0 g	1190 mg
100 g Leberpastete	1,7 g	735 mg
100 g Leberwurst	2,0 g	790 mg
100 g Mettwurst	2,7 g	1070 mg

	Kochsalz	Natrium
100 g Mortadella	1,5 g	650 mg
100 g Rindfleisch i. D.	1,5 g	600 mg
100 g Salami	3,2 g	1190 mg
100 g Schinken (gekocht)	2,3 g	875 mg
100 g Schinken (roh)	6,3 g	2530 mg
100 g Schinkenwurst	2,0 g	800 mg
100 g Wiener Würstchen	2,3 g	930 mg
GETRÄNKE		
0,33 l Cola-Getränk	–	6 mg
0,1 l Möhrensaft	0,1 g	52 mg
0,1 l Tomatensaft (gesalzen)	0,6 g	230 mg
0,1 l Tomatensaft (ungesalzen)		8 mg
0,1 l Tonic Water	1,8 g	–
0,1 l Bier (Vollbier, hell)	–	5 mg
MILCH, MILCHERZEUGNISSE		
0,1 l Vollmilch (3,5 % Fett)	0,1 g	50 mg
0,1 l Magermilch	0,1 g	55 mg
100 g Joghurt (3,5 % Fett)		45 mg
100 g Kefir	0,1 g	45 mg
0,1 l Sahne (30 % Fett)	0,1 g	30 mg
0,1 l Buttermilch	0,1 g	55 mg
KÄSE		
100 g Brie (50 % Fett i. Tr.)	2,9 g	1170 mg
100 g Camembert (30 % Fett i. Tr.)	2,1 g	955 mg
100 g Doppelrahmfrischkäse (60 % Fett i. Tr.)	0,7 g	605 mg
100 g Edelpilzkäse (50% Fett i. Tr.)	3,7 g	1450 mg
100 g Münsterkäse (45% Fett i. Tr.)	2,7 g	1020 mg
100 g Schmelzkäse (45 % Fett i. Tr.)	3,1 g	1260 mg
100 g Harzer (Magerkäse)	3,6 g	1440 mg
100 g Chester (50 % Fett i. Tr.)	1,7 g	675 mg
100 g Edamer (30 % Fett i. Tr.)	1,7 g	730 mg
100 g Emmentaler (30 % Fett i.Tr.)	1,1 g	620 mg
100 g Gouda (45 % Fett i. Tr.)	2,1 g	870 mg
100 g Limburger (20 % Fett i. Tr.)	3,1 g	1280 mg
100 g Tilsiter (30 % Fett i. Tr.)	2,3 g	1000 mg
100 g körniger Frischkäse (20 % Fett i. Tr.)	1,0 g	550 mg
100 g Speisequark unterschiedlicher Fettgehaltsstufen	0,1 g	30-35 mg

	Kochsalz	Natrium
GEMÜSEKONSERVEN		
100 g grüne Bohnen	0,7 g	275 mg
100 g Erbsen (grün)	0,6 g	235 mg
100 g Spargel	0,9 g	155 mg
100 g Spinat	0,4 g	170 mg
100 g Mais	0,5 g	210 mg
100 g Champignons	0,9 g	360 mg
SAUERKONSERVEN		
100 g Salzgurken	2,4 g	960 mg
100 g Gewürzgurken	1,2 g	485 mg
100 g Mixed Pickles	1,0 g	390 mg
100 g Tomatenpaprika	0,8 g	370 mg
100 g Sauerkraut	0,9 g	355 mg
BRÜHEN, SUPPEN		
0,1 l Fleischbrühe (selbst hergestellt)	0,5 g	210 mg
0,1 l Fleischbrühe (Brühextr.)	1,0 g	370 mg
0,1 l Hühnerbrühe (selbst hergestellt)	0,5 g	205 mg
0,1 l Hühnerbrühe (Instant)	1,1 g	415 mg
0,1 l Gulaschsuppe (Konserve)	1,0 g	390 mg
0,1 l Kartoffelsuppe (Trockenprodukt)	0,7 g	255 mg
0,1 l Ochsenschwanzsuppe (Konserve)	1,0 g	390 mg
0,1 l Ochsenschwanzsuppe (Trockenprodukt)	1,3 g	525 mg
0,1 l Spargelsuppe (selbst hergestellt)	0,5 g	195 mg
0,1 l Spargelsuppe (Trockenprodukt)	1,1 g	440 mg
0,1 l Tomatencremesuppe (selbst hergestellt)	0,5 g	200 mg
0,1 l Tomatencremesuppe (Trockenprodukt)	1,0 g	400 mg
SAUCEN		
0,1 l Bratensauce (selbst hergestellt)	0,5 g	195 mg
0,1 l Bratensauce (Instant)	2,0 g	815 mg
0,1 l Bratensauce (Trockenprodukt)	1,6 g	645 mg
FISCHSPEISEN (Tk-Fertiggerichte)		
100 g Fischstäbchen	0,7 g	275 mg
100 g Kabeljau (gekocht)	0,8 g	215 mg
100 g Kabeljaufilet (Müllerin Art)	1,0 g	390 mg
100 g Forelle blau	0,5 g	130 mg
100 g Forelle (Müllerin Art)	0,9 g	215 mg
FLEISCHSPEISEN (Fertiggerichte)		
100 g Braten mit Sauce (Kalb, Rind, Schwein)	1,4 g	550 mg
FLEISCHSPEISEN		
100 g Brathähnchen	1,1 g	450 mg

	Kochsalz	Natrium
100 g Eisbein (gekocht)	1,3 g	325 mg
100 g Filetsteak (gegrillt)	0,5 g	205 mg
100 g Frikadelle	0,7 g	310 mg
100 g Gulasch	0,9 g	370 mg
100 g Hühnerfrikassee	0,9 g	370 mg
100 g Kassler (gekocht)	2,4 g	755 mg
100 g Königsberger Klopse	1,2 g	480 mg
100 g Lammbraten	1,1 g	365 mg
100 g Leber (Kalb o. Schwein, gebraten)	0,6 g	270 mg
100 g Putenkeule (gebraten)	0,7 g	290 mg
100 g Rinderroulade	1,0 g	400 mg
100 g Rumpsteak (gebraten)	0,6 g	230 mg
100 g Sauerbraten	1,7 g	670 mg
100 g Schälrippchen (gesalzen, gekocht)	0,8 g	310 mg
100 g Schweinebauch (gekocht)	0,9 g	385 mg
100 g Schweinehaxe (gebraten)	1,0 g	400 mg
100 g Schweineschnitzel (natur)	0,6 g	230 mg
KARTOFFELSPEISEN		
100 g Kartoffelklöße (aus gekochten Kartoffeln, selbst hergestellt)	0,6 g	220 mg
100 g Tk-Kartoffelklöße (aus gekochten Kartoffeln)	0,8 g	315 mg
100 g Kartoffelklöße (aus gekochten Kartoffeln, Trockenprodukt)	0,9 g	360 mg
100 g Kartoffelkroketten (selbst hergestellt)	0,6 g	220 mg
100 g Tk-Kartoffelkroketten	0,9 g	350 mg
100 g Kartoffelpuffer (selbst hergestellt)	0,6 g	250 mg
100 g Tk-Kartoffelpuffer	0,9 g	350 mg
100 g Kartoffelpuffer (Trockenprodukt)	0,8 g	325 mg
100 g Pellkartoffeln	–	6 mg
100 g Pommes frites	0,3 g	160 mg
100 g Salzkartoffeln	0,4 g	160 mg
EIERSPEISEN (1 Ei = Gewichtsklasse 3, etwa 60 g)		
1 Ei (roh oder gekocht)	0,1 g	75 mg
1 verlorenes Ei (gesalzen)	0,5 g	195 mg
1 Spiegelei (gesalzen)	0,3 g	120 mg
1 Portion Omelette (1½ Eier)	0,8 g	315 mg
1 Portion Rühreier (1½ Eier)	0,8 g	315 mg
1 Portion Rühreier mit Speck (1½ Eier und 20 g Speck)	1,0 g	405 mg

Praktische Empfehlungen

Da es leider keinen Test gibt, um salzempfindliche Hypertonieanwärter frühzeitig zu erkennen, ist es sicher nicht verkehrt, beim Salzen auf ein vernünftiges Maß zu achten und weniger natriumreiche Lebensmittel zu essen.

Über Geschmack läßt sich bekanntlich (nicht) streiten. Doch wer sein Essen permanent übersalzt, der hat wohl noch nie nach dem Lustprinzip ein Geschmackserlebnis gehabt.

Feinschmecker kennen Salz nicht als eigenständiges Gewürz. Sie sehen in diesem Mineral eher die Möglichkeit, Speisen geschmacklich abzurunden, ihnen sozusagen den letzten Pfiff zu geben. Und so ist es auch ganz natürlich, daß sie beim Salz eher geizig verfahren: Eine Prise – die Menge, die man zwischen Daumen und Zeigefinger faßt – genügt.

Gute Köche würzen mit Pfeffer und Muskat, Thymian, Majoran, Rosmarin, Paprika und Chili, mit Peperoni, Piment, Koriander, Kümmel und Kardamom, mit Suppengrün und Zwiebeln, Pilzen, Ingwer und mit vielen frischen Kräutern. So gewürztes Essen duftet nicht nur verführerisch und aromatisch, es wirkt sogar gesundheitsfördernd.

Wichtig: Säuglinge und Kleinkinder haben keinen angeborenen Hunger nach Salz. Sie können noch nicht unterscheiden zwischen gesalzenen und ungesalzenen Speisen. Es ist völlig falsch, wenn Mütter die Baby- und Kinderkost nach ihrem Geschmack würzen. So verderben schlechte Beispiele das natürliche Geschmacksempfinden.

* Verwenden Sie statt Konserven lieber Tiefkühlkost.
* Servieren Sie keine vorgefertigten Gerichte, bereiten Sie sie lieber selbst frisch zu.
* Kochen Sie gleich größere Portionen, und frieren Sie diese für später ein.
* Wässern Sie Salzheringe und Matjes vor dem Essen mindestens 20 Minuten.
* Würzen Sie Steaks, Schnitzel, Leber mit entsprechenden Gewürzen, und salzen Sie erst nach dem Braten.
* Kochen Sie statt Salzkartoffeln Pellkartoffeln, denn sie sind vitaminreicher.
* Essen Sie wenig Gepökeltes.

* Curry ist kein Gewürz, sondern eine Gewürzmischung mit bis zu 5 Prozent Kochsalzanteil.
* Garmethoden wie Dünsten und Dämpfen sowie die Zubereitung im Tontopf intensivieren den Eigengeschmack der Speisen, so daß wenig gesalzen werden muß.
* Verwenden Sie der Schilddrüse und den Zähnen zuliebe jodiertes, mit Fluoriden angereichertes Speisesalz. Vorsicht: Wenn Kinder Fluoridtabletten einnehmen, kann es zu einem Überangebot an Fluoriden kommen.

Spurenelement ***Nickel*** *(Ni) – wenn der Jeansknopf juckt*

Nickel – silberweiß, zäh und dehnbar – kommt in sehr vielen Metallegierungen vor. So können Münzen, Uhrengehäuse, Knöpfe, Fahrradlenker, Stereoanlagen, Brillen, Puderdosen, Türgriffe und Eßbestecke ebenso vernickelt sein wie Wasserhähne, Lockenstäbe und Mundstücke für Blasinstrumente. Außerdem läßt sich Nickel pur oder in Verbindung mit Gold und Silber zu glänzenden Schmuckstücken verarbeiten.

Als natürliches Spurenelement finden wir Nickel aber auch in unserem Körper: 10 Milligramm verteilen sich auf alle Organe. Inwieweit Nickel unentbehrlich für lebensnotwendige Abläufe ist, müssen zukünftige Untersuchungen beweisen. Besonders reich an Nickel sind Hülsenfrüchte, Getreide, Nüsse, Kakao und schwarzer Tee.

Funktion

Nickel beeinflußt bzw. verstärkt die Wirkung verschiedener Hormone, zum Beispiel des blutzuckersenkenden Insulins. Es übt eine stabilisierende Wirkung auf die Blutgerinnung aus und aktiviert eine Reihe von Enzymen im Kohlenhydratstoffwechsel und im Energiehaushalt. Nickel unterstützt die Eisenaufnahme und dämpft die Wirkung des Streßhormons Adrenalin.

Mangelerscheinungen

Bisher konnten Mangelerscheinungen lediglich im Tierversuch festgestellt werden. Menschen mit Blutarmut (Anämie) weisen allerdings einen auffallend niedrigen Nickelspiegel im Blutserum auf.

Überdosierung (Giftigkeit)

Ein durch Ernährung bedingtes Überangebot im Organismus ist bisher nicht bekannt. Doch reagieren viele Menschen auf Nickel allergisch. Es ist die häufigste Ursache für Kontaktallergien. Die Symptome sind Hautausschläge und Juckreiz.

Nickel und Allergie

Bei allergischen Hautkrankheiten spielt Nickel eine ganz besondere Rolle.

Viele Gebrauchsgegenstände, vom Modeschmuck bis zur Wasserleitung, enthalten den Reizstoff Nickel, der zu sogenannten Kontaktekzemen führen kann. Die Allergene dringen langsam über die Haut ein und führen nach 12 bis 48 Stunden zu entsprechenden Reaktionen.

Wie entsteht eine Allergie? Normalerweise wird unser körpereigenes Abwehrsystem mit Fremd- und Schadstoffen gut fertig, indem es sie identifiziert und bestimmte Antikörper (Immunglobuline) dagegen bildet. Diese lassen sich dann im Blut nachweisen.

Wird der Organismus ein zweites Mal vom gleichen Fremdstoff belästigt, erkennt das Abwehrsystem den Eindringling und bildet sofort wieder die entsprechenden Antikörper. Bei manchen Krankheiten, zum Beispiel bei Masern oder Scharlach, hält dieser Schutz ein Leben lang.

Bei einer Allergie aber wirken die Antikörper nicht schützend, sondern kämpferisch. Es kommt zu einer regelrechten Abwehrschlacht, in deren Verlauf das eingedrungene Allergen (= allergieauslösender Stoff) durch die Antikörper unwirksam gemacht wird. Dabei spielen sich komplizierte Mechanismen ab, die bei dem betroffenen Menschen zu Überempfindlichkeitsreaktionen wie Schnupfen, Hautrötungen, Entzündungen und Juckreiz führen.

Wer auf Nickel allergisch reagiert, muß in jedem Fall alles meiden, was mit diesem Stoff zusammenhängt. Das ist manchmal eine wahre Detektivarbeit, denn Nickel kann sich zum Beispiel auch in Papier und Textilien befinden.

Wechselwirkungen

Vermutlich verursacht zuwenig Nickel eine Störung der Eisenresorption.

Empfohlene tägliche Nickelzufuhr

Über den exakten Tagesbedarf liegen noch keine genauen Angaben vor. Er dürfte aber für Erwachsene etwa bei 0,2 bis 0,9 Milligramm liegen.

Besonders nickelreiche Nahrungsmittelquellen
(100 g entsprechen dem verzehrbaren Anteil)

100 g Hafer (ganzes Korn)	0,17 mg
100 g Buchweizen (ganzes Korn)	0,10 mg
100 g Roggen (ganzes Korn)	0,27 mg
100 g Weizenvollkornbrot	0,13 mg
100 g Wirsingkohl	0,16 mg
100 g grüne Bohnen	0,12 mg
100 g weiße Bohnen	0,28 mg
100 g Erbsen (frisch)	0,22 mg
100 g Linsen (getrocknet)	0,31 mg
100 g Cashewnüsse	0,50 mg
100 g Erdnüsse	0,16 mg
100 g Mandeln/Walnüsse	0,13 mg
0,1 l Kakao	0,12 mg
100 g Schokolade (milchfrei)	0,26 mg
100 g Vollmilchschokolade	0,22 mg
1 Tasse schwarzer Tee	0,07 mg

Praktische Empfehlungen

Wenn Sie auf Nickel allergisch reagieren, sollten Sie in der Ernährung besonders auf Obst, Gemüse, Eier, Vollkorngetreide, Pilze und Austern achten: Sie können die bereits erwähnten Reaktionen hervorrufen. Meiden Sie auf jeden Fall Konservenprodukte, weil diese Nahrung stark mit Nickel aus dem Dosenmetall angereichert sein kann. Ebenso sind nickelhaltige Kochgeschirre und -utensilien aus der Küche zu verbannen. Erkundigen Sie sich beim Hersteller, ob Töpfe, Pfannen, Siebe oder Kellen aus nickelhaltigen Legierungen hergestellt wurden. Sehr häufig ist das bei Stahlgeschirr, Aluminiumtöpfen und Neusilber-Servierplatten der Fall. Besser sind Gegenstände aus Teflon, Plastik, Holz, Glas und Ton ohne Glasur.

Bei einer starken Nickelallergie sollte auch Leitungswasser gemieden werden, da viele Wasserleitungen aus nickelhaltigem Material hergestellt sind. In diesem Fall muß mit Mineralwasser gekocht und Gemüse, Salate usw. mit destilliertem Wasser gewaschen werden.

Vorsicht auch vor Zigaretten, denn Zigarettenrauch enthält eine Nickelverbindung.

Wer schön sein will, darf schön sein und muß nicht leiden. Lackieren Sie Schmuck und Jeansknöpfe öfter mit klarem Nagellack oder mit einem anderen Klarlack. In der Regel ist das ein guter Schutz vor dem Allergenkontakt.

Mineralstoff ***Phosphor*** *(P) – gibt Kraft und Energie*

Erinnern Sie sich an das Märchen vom Mädchen mit den Schwefelhölzern? Es war Winter und bitterkalt. Die Kleine stand barfuß im Schnee und fror jämmerlich. Die Zündhölzer, die sie verkaufen sollte und die ihr keiner abnahm, zündete sie eins nach dem anderen an. Das in der Reibefläche der Zündholzschachtel enthaltene Phosphor gab ihr jedesmal ein kleines bißchen Licht und Wärme.

Das chemische Element Phosphor (griechisch = Lichtträger) ist ein wichtiger Bestandteil des Knochens und somit ein lebensnotwendiger Baustoff. Sein Anteil beträgt bei einem Erwachsenen etwa 1 Prozent des Körpergewichts (bei 70 Kilogramm also 700 Gramm) und ist damit mengenmäßig das Mineral mit dem zweithöchsten Anteil im Körper. Etwa 90 Prozent befinden sich als anorganische Verbindung mit Kalzium in Knochen und Zähnen. Die restlichen 10 Prozent verteilen sich als organische Phosphatverbindungen auf das übrige Gewebe und auf das Blut. Phosphor befindet sich in fast allen Nahrungsmitteln und tritt meist gleichzeitig mit Eiweiß und Kalzium auf, zum Beispiel in Käse, Fleisch, Nüssen und Getreide.

Unser Organismus kann etwa 70 Prozent des in der Nahrung enthaltenen Mineralstoffs verwerten. Es wird im Darm aufgespalten und aufgenommen. Phosphor- und Kalziumstoffwechsel sind eng miteinander verknüpft. Beide werden durch Parathormon, dem Gegenspieler Calcitonin (Hormone der Nebenschilddrüse) und Vitamin D gesteuert. Überschüssiges Phosphor wird über die Nieren ausgeschieden.

Funktion

Die Hauptaufgabe von Phosphor ist die Energieproduktion und -übertragung aus den Nährstoffen. Ein Teil der beim Abbau von Nährstoffen anfallenden Energie wird in Arbeit umgesetzt, der Rest in Wärme.

Phosphor ist in dem Molekül ATP enthalten, das ständig in allen Körperzellen gebildet wird. Ohne ATP gäbe es weder Muskeltätigkeit noch Körperwärme, keine Sinneswahrnehmung noch Wachstum. Als wichtigste Aufgabe neben der Energiegewinnung kommt dem Phosphat eine sogenannte Pufferwirkung zu. Sie garantiert einerseits die Reaktionsfähigkeit von verschiedenen Enzymen, zum anderen wird das pH-Milieu (der pH-Wert zeigt die saure, neutrale oder alkalische Reaktion einer Lösung an) des Blutes und der Zellinnenräume im optimalen Bereich gehalten. Wie schon erwähnt, hilft Phosphor außerdem zusammen mit Kalzium beim Aufbau von Knochen und Zähnen. Phosphor befindet sich aber auch als Baustein der Erbinformation im Zellinnern und unterstützt die schnelle Blutgerinnung.

Das von der Deutschen Gesellschaft für Ernährung empfohlene Kalzium-Phosphor-Verhältnis sollte zwischen 1:1 bis 2:1 liegen. Eine zu hohe Phosphatzufuhr bei Kindern (übermäßiger Coca-Cola-Genuß) hemmt die Aufnahme von Kalzium und begünstigt die Entstehung von Rachitis (siehe *Mineralstoff Kalzium,* Seite 41).

Mangelerscheinungen

Da Phosphor in fast allen Lebensmitteln in unterschiedlichen Mengen enthalten ist, kommt ein Mangel praktisch nicht vor. Es sei denn, es werden über einen längeren Zeitraum extrem einseitige Schlankheitsdiäten durchgeführt.

Bei Nierenerkrankungen, bei Vitamin-D-Mangel oder Überfunktion der Nebenschilddrüsen kann es zu einem Defizit kommen. Daraus resultieren möglicherweise Skelettverformungen, Knochen- und Gliederschmerzen.

Überdosierung (Giftigkeit)

Arbeiten Nieren und Nebenschilddrüsen nicht richtig, kann es zu einem Überschuß an Phosphor kommen, der gleichzeitig die Kalziumaufnahme hemmt; das Gleichgewicht von Phosphor und Kalzium wird empfindlich gestört. Es treten dann ähnliche Symptome auf, wie im Kalzium-Kapitel beschrieben (Seite 41).

Was der Zappelphilipp mit Phosphor zu tun hat

Ein Phänomen besonderer Art hat man bei Kindern festgestellt: das hyperkinetische Syndrom (HKS). Die Symptome dieser Krankheit sind schon seit langem bekannt. Bereits vor 150 Jahren beschrieb der Frankfurter Nervenarzt Heinrich Hoffmann in seinem Buch

Struwwelpeter den »Zappelphilipp«. Heute sind es etwa 3 bis 6 Prozent aller Kinder – dabei doppelt so viele Jungen wie Mädchen –, die als Nervensägen zu Hause und in der Schule auffallen. Sie können nicht stillsitzen, stören permanent ihre Umgebung, reagieren heftig und aggressiv. Durch derartige Verhaltensweisen geraten sie zusehends in einen Teufelskreis von Isolation, Aggression, Selbstmordgedanken bis hin zur Kriminalität und Drogenabhängigkeit.

Nach neueren Forschungsergebnissen beruht diese Hyperaktivität auf einer angeborenen Fehlsteuerung von Übertragungssubstanzen im Gehirn (Neurotransmitter), die unter anderem durch bestimmte Nahrungsmittel ausgelöst wird. Zahlreiche Untersuchungen haben ergeben, daß Phosphat eine allergieähnliche Reaktion hervorruft, die mit der Hyperaktivität eng verknüpft ist.

Die Bedeutung einer speziellen phosphatarmen Kost wird leider immer noch kontrovers diskutiert und von der Schulmedizin weitgehend als unwissenschaftlich abgetan. Dennoch sollten Eltern mit überaktiven Kindern (nicht zu verwechseln mit lebhaften Kindern) auf den Phosphatgehalt der Nahrung achten. Phosphate sind vor allem auch in Zusatzstoffen enthalten. Deshalb empfiehlt es sich, Produkte mit dem Hinweis »mit Phosphat« oder mit den Nummern E 338 bis E 341 und E 450 a bis c zu meiden. Die zugesetzten Phosphate dienen hier als Säuerungsmittel (bei coffeinhaltigen Erfrischungsgetränken), als Verdickungs- und Geliermittel (für gelierende Milcherzeugnisse, Puddings usw.), als Lockerungsmittel (für Backwaren), als Kutterhilfsmittel (bei der Wurstherstellung) und als Schmelzsalze (bei der Herstellung von Käse).

Wechselwirkungen

Phosphor steht in engem Kontakt zum Mineralstoff Kalzium und zu Vitamin D. Bei einer Zufuhr von täglich mehr als 1500 mg Phosphor treten Störungen im Kalziumstoffwechsel auf.

Empfohlene tägliche Phosphorzufuhr

Kinder bis zu 3 Jahren	600 mg
Kinder bis zu 6 Jahren	700 mg
Kinder bis zu 9 Jahren	800 mg
Kinder bis zu 14 Jahren	900–1000 mg
Jugendliche und Erwachsene	800– 900 mg
Schwangere und Stillende	1000–1100 mg

Besonders phosphatreiche Nahrungsmittelquellen
(100 g entsprechen dem verzehrbaren Anteil)

0,5 l Vollmilch/Buttermilch	450–485 mg
100 g Emmentaler	894 mg
100 g Makrele/Hering	238 mg
100 g Seefisch i. D.	230–300 mg
100 g Muschelfleisch	250 mg
100 g Süßwasserfisch i. D.	240–260 mg
100 g Krabben/Hummer	230 mg
100 g Geflügel i. D.	210–240 mg
100 g Innereien (Herz/Hirn)	430 mg
100 g Kalbfleisch i. D.	230 mg
100 g Schweinefleisch i. D.	200 mg
100 g Rindfleisch i. D.	220 mg
100 g Sojabohnen	600 mg
1 Hühnerei (Gewichtsklasse 3)	115 mg
100 g Bratwurst	190 mg
100 g Leberwurst	243 mg
100 g geräucherter Schinken	216 mg
100 g Weizenkeime	1000 mg
100 g Brot (Roggen/Weizen) i. D.	140–318 mg
100 g Kleieflocken (gezuckert)	920 mg
100 g Bierhefe (trocken)	1800 mg
100 g Hülsenfrüchte i. D.	450 mg
100 g Nüsse i. D.	350–650 mg
10 g Pilze (getrocknet)	60 mg
10 g Kakaopulver	74 mg
1 l Cola-Getränk	160 mg
100 g Schokolade i. D.	230 mg

Praktische Empfehlungen

Wenn Sie wenig oder gar keine Milch und Milchprodukte zu sich nehmen, sollten Sie auf einen niedrigen Phosphatgehalt ihrer Ernährung achten, damit das Gleichgewicht von Kalzium und Phosphor nicht gestört wird. Denken Sie auch an den Mineralstoffgehalt von Mineralwasser, wenn Sie viel davon trinken.

Wer älter als 40 Jahre und ein absoluter Fleischesser ist, sollte die tägliche Fleischmenge langsam reduzieren. Berücksichtigen Sie bei Ihrer Phosphoraufnahme besonders solche Nahrungsmittel, die mit Phosphaten konserviert wurden.

Spurenelement ***Selen*** *(Se) – Power fürs Immunsystem*

Entdeckt wurde das seltene Spurenelement 1817 von dem schwedischen Chemiker Jöns Berzelius. Er nannte seine Entdeckung nach der griechischen Mondgöttin »Selene«. Lange Zeit galt Selen als Gift. Und vielen wird es heute auch mehr als Bestandteil von Meßzellen für Belichtungsmesser in Fotoapparaten geläufig sein. Seit 1973 aber wird Selen zu den essentiellen Spurenelementen gezählt.

Selen ist ein schwefelähnliches Element der Erdkruste. Es kommt häufig in Ackerböden vor. Dort wird es von bestimmten Pflanzen aufgenommen und stellt somit einen normalen Bestandteil unserer Nahrungskette dar. Allerdings wird es wegen des sauren Regens schwieriger, angemessene Selenmengen aufzunehmen. Die aggressive schweflige Säure, die aus den Industrieabgasen entsteht, kann lösliche Selensalze aus dem Boden verdrängen.

Unser Organismus enthält etwa 10 bis 30 Milligramm Selen, das sich hauptsächlich im Drüsengewebe, in der Leber und in den Nieren befindet. Süßwasser- und Meeresfische weisen einen hohen Selengehalt auf. Daneben finden wir Selen noch in Fleisch und Sojabohnen und vor allem in Getreide, aus dem es auch am besten resorbiert wird. Die Ausscheidung erfolgt über Darm, Nieren und Lunge.

Funktion

Als Bestandteil des Enzyms Glutathionperoxidase schützt Selen – ähnlich wie Vitamin E – den Organismus vor »freien Radikalen«. Das sind Stoffe aus Nahrung und Umwelt, die sich im Körper in Verbindung mit Sauerstoff zu hochaktiven, zerstörerisch wirkenden Teilchen entwickeln. Diese Aggressivität ist dann sinnvoll, wenn die Radikale im Inneren der sogenannten Freßzellen (Phagozyten) die von diesen Zellen aufgefangenen Krankheitserreger anfallen und zerstören. Doch leider greifen die freien Radikale nicht nur schädliche Keime an, sie attackieren auch gesunde Zellen und können sogar in den Zellkern eindringen. Die Zelle geht dann zugrunde oder wird möglicherweise zur Krebszelle.

Selen schützt den Organismus aber nicht nur gegen freie Radikale, sondern auch gegen schädliche Umweltstrahlen und Virus- und Bakterieninfektionen, indem es die Immunabwehr stärkt. Es wirkt chemischen Allergien entgegen, erhöht die Fruchtbarkeit, fördert die Zell-, Leber- Muskel- und Bauchspeicheldrüsenfunktion. Besonders interessant ist seine Eigenschaft, Schwermetalle wie Cadmium, Blei oder Quecksilber zu binden und dadurch unschädlich zu machen.

Untersuchungsergebnisse geben Aufschluß darüber, daß Selen eventuell eine krebsverhütende Wirkung hat. Da die Forschung hier aber erst am Anfang steht, muß man wohl noch weitere wissenschaftliche Untersuchungen abwarten. Das gleiche gilt für die Wirkung von Selen auf den Alterungsprozeß. Aber auch dieser Zusammenhang ist noch Gegenstand zahlreicher Forschungen. Eines jedoch ist klar: Vitamin E und Selen – beides Antioxidanzien – wirken äußerst erfolgreich zusammen. Das heißt, daß sie gemeinsam stärker sind als allein.

Mangelerscheinungen

Jahrhundertelang raffte in bestimmten Regionen Chinas (zum Beispiel in der Keshan-Provinz) eine rätselhafte Herzmuskelerkrankung vor allem Kinder und junge Mütter dahin. Die Rettung kam, als man nach der Entdeckung des Selens feststellte, daß den Böden und damit der Nahrungskette dieses Spurenelement fehlte. Die den Anwohnern verabreichten geringen Mengen Selen brachten die Erkrankung praktisch zum Erliegen.

Ähnliches passierte vor etwa 50 Jahren in Deutschland. Damals führte ein Selenmangel in Bayern zur sogenannten »Keshan-Krankheit«. Sie verschwand, als nach Kriegsende amerikanische Truppen Weizen von selenreichen Böden der USA mitbrachten und an die bayerische Bevölkerung verteilten.

Eine finnische Studie weist auf einen möglichen Zusammenhang zwischen niedriger Selenzufuhr und Herzinfarkt hin. Ein niedriger Selenspiegel bei Rheumakranken läßt darauf schließen, daß eine mangelhafte Selenversorgung für das Entstehen der Krankheit mitverantwortlich sein kann. Es ist allerdings nicht ausreichend gesichert, daß zusätzliche Selengaben die Beschwerden wirklich lindern. Anfällig für einen Selenmangel sind Vegetarier sowie ganz allgemein Menschen mit Stoffwechselstörungen, Herzmuskelerkrankungen, Bluthochdruck und Diabetes.

Selenmangel führt häufig zu Leber- und Muskelfunktionsstörungen und wirkt sich besonders fatal auf das Herz aus. Außerdem wurde beobachtet, daß in Gegenden mit selenreicher Ernährung deutlich seltener Brustkrebs auftritt. Selengaben können bei einem Mangel helfen, doch sollte hierüber immer der Arzt entscheiden.

Überdosierung (Giftigkeit)

Wie Paracelsus schon feststellte: Die Dosis ist entscheidend. Ein Mangel an Selen ist gesundheitlich ebenso kritisch wie das ständige Übermaß. Wird Selen nur mit der täglichen Nahrung aufgenommen, so ist kein Überschuß zu befürchten. Dosierungen, die längerfristig täglich über 1 Milligramm liegen, führen jedoch zu ernsten Vergiftungserscheinungen. Sie äußern sich in einer Gelbfärbung der Haut, in Nagelverlusten, Haarausfall, Müdigkeit und knoblauchähnlichem Mundgeruch.

Wie so häufig liegt das Maß aller Dinge in der Mitte. Der tägliche Selenbedarf eines gesunden Erwachsenen wird auf 50 bis 200 Mikrogramm geschätzt. Es gibt Wissenschaftler, die vor allem die präventivmedizinischen Aspekte in den Vordergrund stellen und zwischen 250 und 300 Mikrogramm pro Tag fordern. Japaner, die sich sehr fischreich ernähren, kommen auf etwa 500 Mikrogramm ohne nachteilige Folgen.

Wechselwirkungen

Bisher sind Wechselwirkungen nur mit Vitamin E bekannt, und hier kann Vitamin E Selen sogar teilweise ersetzen. Doch sind beide zusammen einfach unschlagbar. Außerdem kann ein Zuwenig an Selen den Kalziumkreislauf stören.

Empfohlene tägliche Selenzufuhr

Säuglinge	5– 30 µg
Kinder bis zu 7 Jahren	15– 70 µg
Kinder bis zu 15 Jahren	30–100 µg
Erwachsene	50–200 µg
Schwangere und Stillende	70–250 µg
Raucher und Alkoholiker	70–300 µg
Leistungssportler	80–300 µg

Besonders selenreiche Nahrungsmittelquellen
(100 g entsprechen dem verzehrbaren Anteil)

100 g Hummer	130 µg
100 g Austern	60 µg
100 g Miesmuscheln	48 µg
100 g Garnelen	41 µg
100 g Hühnerbrust	12 µg

100 g Scholle	65 µg
100 g Aal	47 µg
100 g Rotbarsch	44 µg
100 g Renke	37 µg
100 g Makrele	35 µg
100 g Flunder	28 µg
100 g Kabeljau	27 µg
100 g Zander	26 µg
100 g Lachs	26 µg
100 g Barsch	24 µg
100 g Seezunge	24 µg
100 g Schellfisch	20 µg
100 g Hecht	13 µg
100 g Eierteigwaren	65 µg
100 g Weizenvollkornbrot	55 µg
100 g Reis (poliert und unpoliert)	40 µg
100 g Sojabohne (getrocknet)	60 µg
100 g Knoblauch	20 µg
100 g Weißkohl	18 µg
100 g Hühnerei	10 µg
100 g Schweineleber	58 µg
100 g Rinderfilet	35 µg
100 g Rinderleber	35 µg
100 g Schweinefleisch (mittelfett)	31 µg
100 g Rindfleisch (mittelfett)	22 µg

Praktische Empfehlungen
Von unkontrollierten Seleneinnahmen ist abzuraten. Allenfalls Anhänger der fleischlosen Kost können im Rahmen der vorgeschriebenen Dosierung ein Selenpräparat nehmen.

Wichtig: Die gleichzeitige Aufnahme von Vitamin E (enthalten in Vollkorngetreide, Keimölen, Nußölen, Seefisch, Innereien, Geflügel, Nüssen, grünen Gemüsesorten) erhöht die Wirksamkeit von Selen.

*Spurenelement **Silizium** (Si) – sorgt für Elastizität*

Silizium ist nach Sauerstoff das zweithäufigste Element und gleichzeitig eines der wichtigsten Spurenelemente. In reiner Form ist Silizium selten anzutreffen, es kommt jedoch in der Ursubstanz Kieselsäure (wasserhaltige Verbindung von Sauerstoff und Silizium) vor.

In der Natur begegnen wir der Kieselsäure in den vielfältigsten Formen. Die Quarzmineralien wie Bergkristall, Opal, Amethyst, aber auch das Strahlentierchen sind ein Produkt der Kieselerde. Sie besteht in der Hauptsache aus den Panzern abgestorbener Kieselalgen, von denen es über 4000 verschiedene Arten gibt. Die Algen hausen in mikroskopisch kleinen Schalen – mehrere hundert ergeben einen einzigen Millimeter. Aus den abgestorbenen Algen lösen sich die unverweslichen Kieselsäuregerüste und sinken zu Boden. Hier bilden sie im Laufe der Zeit riesige Kieselerdelager, wie man sie zum Beispiel in der Lüneburger Heide finden kann. Ob in der Mineral- oder Pflanzenwelt: überall ist Kieselsäure. Silizium wurde – ebenso wie Selen – erst in den siebziger Jahren als essentielles Spurenelement der höheren Lebewesen entdeckt.

Der gesamte Siliziumbestand des Menschen beträgt rund 1 Gramm. Kieselsäure befindet sich in allen Geweben und Organen unseres Körpers, vor allem im Bindegewebe, im Blut, in der Lunge sowie in Haut, Haaren und Nägeln. Den täglichen Bedarf an Kieselsäure nehmen wir normalerweise über die Nahrung auf, insbesondere aus Getreide, Obst und Gemüse. Ausgeschieden wird Silizium über den Darm.

Funktion

Kieselsäure sorgt für das reibungslose Funktionieren des Stoffwechsels im Bindegewebe. Darüber hinaus ist sie auch am Strukturaufbau des körpereigenen Eiweißes beteiligt. Die im Bindegewebe enthaltene Kieselsäure ermöglicht es den Eiweißkörpern, das notwendige Wasser zu binden. Dadurch sorgt sie für Festigkeit und Elastizität des Gewebes. Das führt zu einer strafferen und glatteren Haut.

Kieselsäure spielt aber auch im Knochenstoffwechsel eine wichtige Rolle. Sie ist notwendig zur Bildung der Knochengerüstsubstanz und hilft bei der Einlagerung des Kalziums in die Knochen. Ferner ist ihre Bedeutung für das Wachstum der Fingernägel und Haare allgemein bekannt. Kieselsäure aktiviert außerdem – ähnlich wie Selen – die Freßzellen (Phagozyten) im Körper, damit diese eindringende Viren oder Bakterien vernichten können. Dabei wird die körpereigene Abwehr – das Immunsystem – gestärkt.

Da sich Kieselsäure durch ihr hohes Bindungsvermögen auszeichnet, hilft sie auch bei der Wundheilung, indem sie Gewebetrümmer, Wundsekrete und Erreger an sich bindet. So können kleine äußere

Wunden und Verbrennungen, aber auch innere entzündliche Prozesse schneller und vor allem narbenfrei verheilen.

Neuere Untersuchungen weisen – ähnlich wie bei Selen – auf einen Zusammenhang zwischen der Siliziumversorgung und dem Alterungsprozeß hin. Doch zur Bestätigung dieser These bedarf es wie bei Selen noch weiterer Forschungsergebnisse.

Mangelerscheinungen

Aufgrund veränderter Eßgewohnheiten (weniger kieselsäurereiche Pflanzenkost, mehr kieselsäurearme Fleischkost), der Verarmung unserer Anbauböden an Mineralien und schließlich durch die industrielle Verarbeitung vieler Nahrungsmittel wird häufig zuwenig Kieselsäure aufgenommen. Dazu kommt, daß bei älteren Menschen die Aufnahme und Verwertung der Kieselsäure gestört sein kann. Auch Wachstumsstörungen oder Osteoporose sind oft auf Kieselsäuremangel zurückzuführen. Ein Mangel macht sich durch Haarausfall, welke, runzlige Haut und brüchige Fingernägel bemerkbar. Präparate mit leicht resorbierbarer Kieselsäure können Mangelzustände jedoch leicht beheben.

Überdosierung (Giftigkeit)

Eine Überdosierung ist beim Menschen bisher nicht bekannt.

Wechselwirkungen

Es sind noch keine Wechselwirkungen bekannt.

Empfohlene tägliche Siliziumzufuhr

Kinder und Jugendliche bis zu 18 Jahren	20–30 mg
Erwachsene	25–30 mg
Erwachsene ab 60 Jahren	30–40 mg

Besonders siliziumreiche Nahrungsmittelquellen
(100 g entsprechen dem verzehrbaren Anteil)

100 g Hafer (entspelztes ganzes Korn)	425 mg
100 g Gerste (entspelztes ganzes Korn)	188 mg
100 g Roggen (ganzes Korn)	9 mg
100 g Weizen (ganzes Korn)	8 mg
100 g Petersilie	12 mg
100 g grüne Bohnen	10 mg

100 g Lauch/Porree	6 mg
100 g Gurke	3 mg
100 g Kopfsalat	2 mg
100 g Rettich	2 mg
100 g Erbsen (getrocknet)	3 mg
100 g Banane	8 mg
100 g Johannisbeeren (schwarz)	3 mg
100 g Johannisbeeren (rot)	2 mg
100 g Erdbeeren	2 mg

Praktische Empfehlungen

Unter normalen Umständen läßt sich der Tagesbedarf an Kieselsäure mit einer vollwertigen Ernährung mühelos decken. Weil der Organismus älterer Menschen aber weniger Silizium aufweist als der von Jugendlichen, empfiehlt sich im Alter eine zusätzliche Zufuhr von Kieselsäure. Achten Sie dabei auf leicht resorbierbare Kieselsäureprodukte.

Wer permanent unter brüchigen Fingernägeln und stumpfen Haaren leidet, sollte Kieselsäurepräparate einmal kurmäßig anwenden.

Spurenelement **Zink** (Zn) – für Haare, Haut und Sexualität

Man kennt Zink als Zusatz für Haushaltsgegenstände und Leuchtfarben. Es ist Bestandteil vieler Messinglegierungen und Wundsalben. Außerdem ist Zink aber ein lebensnotwendiges Spurenelement.

Obwohl seine Erforschung sehr viel später einsetzte als die aller anderen Spurenelemente, sind bis heute einige ganz erstaunliche Tatsachen herausgekommen.

Mit 2 bis 4 Gramm ist Zink nach Eisen das mengenmäßig häufigste Spurenelement im menschlichen Körper. Es kommt in nahezu allen Organen vor. Besonders hoch konzentriert ist es im Augengewebe, in den Langerhans-Inseln (insulinproduzierende Zellen der Bauchspeicheldrüsen), in den männlichen Geschlechtsorganen und in den Knochen.

Wir nehmen Zink überwiegend aus den Nahrungsmitteln Fisch, Schaltiere, Fleisch, Milch, Milchprodukte sowie Getreide und Getreideprodukte auf. Die Verwertung ist abhängig vom Bedarf. Zink wird bis zu 50 Prozent im Darm resorbiert; aus tierischen Lebensmitteln wird es besser verwertet als aus pflanzlichen. Die Ausscheidung erfolgt im wesentlichen über die Nieren.

Funktion

Zink ist gewissermaßen ein Verkehrspolizist, der den Ablauf der Prozesse im Körper und die Erhaltung des Enzymsystems und der Zellen überwacht und dirigiert.

Als Bestandteil von nicht weniger als 160 Enzymen und Hormonen sorgt Zink für den reibungslosen Ablauf des Eiweiß- und Fettstoffwechsels. Es hilft mit bei der Bildung von Insulin, ist wichtig für das Immunsystem und stabilisiert die Zellmembrane. Zink wirkt auch normalisierend auf die Prostata. Mit anderen Worten: Ein normaler Zinkvorrat sorgt für die Fruchtbarkeit des Mannes und damit für die Fortpflanzung.

Zink stärkt die körpereigenen Abwehrkräfte, insbesondere im Alter. Es wirkt sich günstig auf das Wachstum von Gewebe, vor allem auch auf das Haarwachstum aus. Es bindet Schwermetalle wie Cadmium, Blei oder Quecksilber und macht sie dadurch unschädlich. Es sorgt für den Transport und die Resorption von Vitamin A.

Neuerdings gibt es Anzeichen dafür, daß Zink auch für die Gehirnfunktion von Bedeutung ist.

Mangelerscheinungen

Ein Mangel oder Verteilungsstörungen treten viel häufiger auf als allgemein angenommen. Der Grund liegt meistens darin, daß wir insgesamt nur die Hälfte (im Durchschnitt 8,5 Milligramm pro Tag) der von der Weltgesundheitsorganisation (WHO) empfohlenen Dosis mit der Nahrung aufnehmen. Schuld daran sind die verfeinerten Verarbeitungsmethoden in der Lebensmittelherstellung. So enthält beispielsweise polierter Reis nur etwa ein Fünftel des Zinkgehalts von ungeschältem naturbelassenem Reis.

Ohne Zink ist die Wundheilung gestört und das Sehen beeinträchtigt. Es kann zu Hauterkrankungen, Haarausfall oder ausgeprägtem Minderwuchs kommen. Letzteres ist eine schon länger beobachtete Zinkmangelerscheinung, die vor allem im Iran und in Ägypten auftritt. Der Grund liegt in einer überwiegend pflanzlich orientierten Ernährung: Der im Getreide sehr reichlich enthaltene Komplexbildner Phytat vermindert die Aufnahme von Zink.

Andere Symptome sind ein gestörtes Geruchs- und Geschmacksempfinden, weißgefleckte Finger- und Zehennägel, Beeinträchtigung der Fortpflanzungsfähigkeit und psychische Störungen. In jüngster Zeit wurde erkannt, daß Zinkmangel zu einer Abwehrschwäche gegenüber Infektionen führt.

Mangelerscheinungen sind häufig bei Jugendlichen zu beobachten, die an entzündlichen Darmerkrankungen wie *Colitis ulcerosa* oder Morbus Crohn leiden. Das bisher bekannteste Syndrom mit Hautveränderungen ist die *Acrodermatitis enteropathica*, eine Erbkrankheit, bei der die Zinkaufnahme gestört ist. Bei Zinkzugaben kommt es hier zu spontanen Besserungen.

Daneben können körperliche und seelische Überforderungen (Leistungssport, Streß) den Zinkbedarf erhöhen. Mehr Zink wird auch während der Schwangerschaft und Stillzeit, im Alter, bei Diabetes, bei Nieren- und Lebererkrankungen benötigt. Einen Mehrbedarf haben strenge Vegetarier und auch Psoriasis-Kranke, da bei der Schuppenflechte zinkreiche Hautschuppen verlorengehen. Operationen, aber auch Herzinfarkte und schwere Infekte können zu einer Umverteilung der Zinkvorräte führen.

Aus all diesen Gründen ist es wichtig, einen Zinkmangel zu erkennen (zum Beispiel durch diagnostische Methoden, siehe dazu Seite 105) und durch zinkhaltige Nahrungsmittel auszugleichen. Werden die Mängel dadurch nicht behoben, ist nach Absprache mit dem Arzt eine vier- bis sechswöchige Therapie mit Zinkpräparaten empfehlenswert.

Überdosierung (Giftigkeit)

Wir leiden eher unter Zinkmangel als unter Zinküberschuß. Bei einer extrem hohen Aufnahme (zum Beispiel 150 Milligramm pro Tag) durch unkontrollierte Einnahme von Zinkpräparaten oder die Aufbewahrung von Lebensmitteln in zinkhaltigen Behältern kann es zu schweren Störungen kommen. Akute Zinkvergiftungen verursachen Magen-Darm-Störungen, ein chronischer Zinküberschuß kann Probleme mit der Muskelkoordination, Nierenversagen oder Anämie (Blutarmut) zur Folge haben.

Wechselwirkungen

Zink scheint in Verbindung mit Kupfer auf den Cholesterinspiegel einzuwirken. Das optimale Verhältnis von Zink zu Kupfer im Körper ist 5:1.

Empfohlene tägliche Zinkzufuhr

Säuglinge und Kleinkinder	5– 7 mg
Kinder bis zu 12 Jahren	7–11 mg
Kinder bis zu 14 Jahren	12–15 mg
Jugendliche und Erwachsene	15 mg
Schwangere und Stillende	20–25 mg
Sportler und Risikogruppen	25 mg und mehr

Besonders zinkreiche Nahrungsmittelquellen
(100 g entsprechen dem verzehrbaren Anteil)

100 g Rindfleisch i. D.	4,2 mg
100 g Kalbfleisch i. D.	3,0 mg
100 g Camembert (45 % Fett i. Tr.)	2,7 mg
100 g Speisequark (40 % Fett i. Tr.)	0,5 mg
100 g Vollreis/Naturreis	2,5 mg
100 g Weizen (volles Korn)	4,1 mg
100 g Hülsenfrüchte i. D.	3,8 mg
100 g Rosenkohl	0,8 mg
100 g Zuckermais	1,2 mg
100 g Zwiebeln	1,4 mg
100 g Brokkoli	0,9 mg
100 g Sesam	7,8 mg
100 g Sonnenblumenkerne	5,2 mg
100 g Kürbiskerne	7,4 mg
100 g Mohnsamen	10,2 mg
100 g Pecannüsse	5,4 mg
100 g Roggenkeimflocken	20,8 mg
100 g Weizenkeimflocken	12,0 mg
100 g Weizenkleie	13,3 mg
100 g Schaltiere i. D.	2,0 mg
100 g Seefisch i. D.	1,9 mg

Praktische Empfehlungen

Wenn Sie viel Alkohol trinken oder Diabetiker sind, brauchen Sie viel Zink. Außerdem haben Sportler, Schwangere und Stillende einen erhöhten Zinkbedarf. Bei einer gesunden Mischkost aus Fleisch oder Fisch, Eiern, Milchprodukten, reichlich Gemüse, Früchten, Getreideprodukten und Nüssen nehmen Sie ausreichend Zink zu sich. Empfehlenswert sind frische oder tiefgefrorene Produkte, da durch die Konservierung Zink zerstört wird; ebenso durch manche Verarbeitungsvorgänge, zum Beispiel beim feinen

Ausmahlen von Weizenmehl. So enthalten Brot, Brötchen und Backwaren aus Weizenmehl 27mal weniger Zink als aus vollem Korn hergestellte Produkte.

Männer mit Prostataproblemen sollten darauf achten, daß sie den empfohlenen Zinkspiegel auch tatsächlich erreichen.

Wichtig: Die in Getreide- und Vollkornprodukten enthaltene Phytinsäure bildet zusammen mit Zink eine schwer lösliche Metallverbindung. Dadurch wird die Zinkaufnahme über den Darm erschwert. Eiweiß, Vitamin A (enthalten in Lebertran, Seefisch, Muskelfleisch, Möhren, grünem Gemüse, Aprikosen), Kalzium und Phosphor unterstützen die Zinkresorption.

Älteren Menschen kann ein Präparat aus Zink und Mangan helfen. Sie sollten hierzu aber den Arzt befragen.

Bewahren Sie Lebensmittel oder Speisen nie in Zinkgefäßen auf.

Stimmt Ihre Mineralstoff-Bilanz?

Bei Mineralstoffen geht es um Minimengen in Milligramm-Größenordnung, bei Spurenelementen sind die Mengen sogar noch geringer. Man könnte also meinen, daß wir uns ohne Problem Tag für Tag ausreichend mit diesen lebensnotwendigen Stoffen versorgen können. Dieser Meinung sind auch viele Fachleute, die von einer zusätzlichen Mineralstoffversorgung durch Präparate prinzipiell abraten. Sie gehen natürlich davon aus, daß sich jeder abwechslungsreich und vollwertig ernährt.

Doch es wird nicht bedacht, daß jeder seine individuellen Lebensgewohnheiten hat und daß es die alltäglichen Geschehnisse manchmal sehr schwermachen, unserer Ernährung die nötige Aufmerksamkeit zu widmen.

Einige Gründe, die das ausgeklügelte Zusammenspiel der Körperfunktionen durcheinanderwirbeln und zu einem Mangel an diesem oder jenem Mineralstoff führen können:

* Die Nahrung für Mensch und Tier kann nur so gut sein wie die Böden, auf denen sie wächst. Wir wissen, daß hier vieles im argen liegt.
* Bestrahlte Lebensmittel, die immer häufiger im Handel angeboten werden, bedeuten Qualitätsminderung.
* Streß und Termindruck reduzieren die Zeit für die Zubereitung vollwertiger Gerichte auf ein Minimum.
* Unsere lieben Kleinen mögen keineswegs alles, was Eltern für gesund halten. So rebelliert die Jugend und ernährt sich lieber von Fast food.
* Viele kleine und große Fehler beim Essen und Trinken, die ein jeder von uns immer wieder begeht.
* Bestimmte Belastungssituationen, zum Beispiel intensiver Sport, Schwangerschaft und Stillzeit, aber auch übermäßiger Konsum von Genußmitteln, extreme Schlankheitsdiäten, Bewegungsarmut, Krankheiten sowie ein höheres Lebensalter verlangen höhere Dosierungen.

Es ist nicht empfehlenswert, nun wahllos Mineralstoffe und Spurenelemente zu schlucken. Wie bei der Einnahme von Vitaminpräparaten nutzt auch hier ein Zuviel eher dem Verkäufer als dem Konsumenten. Gegen eine gezielt eingesetzte Mineralstoffergänzung ist jedoch nichts einzuwenden. Seien Sie beim Kauf kritisch, und wählen Sie nach Ihren individuellen Bedürfnissen aus.

Wenn Sie zu einer der sogenannten Risikogruppen gehören (Singles, die sich überwiegend in der Kantine ernähren, Schwangere und Stillende, ältere Menschen, Leistungssportler, starke Raucher, Menschen mit einem hohen Alkoholkonsum, psychisch Belastete und Kranke), wenn Sie permanent unter Streß stehen, häufig Schlankheitsdiäten machen oder besonders einseitig essen, sollten Sie zusätzliche Mineralstoffe und Spurenelemente – aber auch Vitamine – zu sich nehmen.

Die nachfolgende Tabelle gibt einen kurzen Überblick über die häufigsten Ernährungsfehler und unterschiedlichen Belastungen; dazu Empfehlungen, wie sich eventuelle Defizite an Mineralien ausgleichen lassen.

Ernährungsgewohnheiten/ Lebensumstände/Einnahme von Medikamenten/Krankheiten	Möglicher Mangel	Empfehlungen
Schlechte Zahnpflege und zuviel Süßigkeiten	Fluorid	Fluoridversiegelung der Zähne oder ein entsprechendes Präparat (mit dem Zahnarzt abklären)
Häufig/regelmäßig Alkohol	Magnesium, Zink	Multivitaminpräparat (mit Vitamin C), täglich 1 Magnesium-Brausetablette, Zinkpräparat kurmäßig*
Viel Kaffee/schwarzer Tee	Eisen	Eisenpräparat (zweiwertig) und 1 Msp Ascorbinsäure (Vitamin C) kurmäßig*
Rauchen	Selen	Kombipräparat mit Vitamin C und E, täglich 1 Beta-Carotin-Präparat mit Selen
Guarana-Drinks **	Eisen, Mangan, Kalzium	Entsprechende mineralstoff- und spurenelementreiche Nahrungsmitteln
Gewohnheitsmäßige Einnahme von Schmerztabletten	Eisen	Täglich 1 Eisenpräparat (zweiseitig)
Antibiotika	Kalium, Magnesium	Während der Einnahme Magnesiumpräparat und besonders kaliumreiche Nahrung
Hochdosierte Kalziumpräparate	Magnesium	Magnesiumpräparat
Antazida (Magensäuremittel)	Kalzium, Eisen	Nach Rücksprache mit dem Arzt entspr. Präparate
Diuretika (entwässernde Medikamente)	Kalzium Kalium, Zink, Magnesium	Nach Rücksprache mit dem Arzt entsprechende Präparate
Abführmittel (chemisch oder natürlich)	Kalium, Kalzium, Magnesium	Je 1 Kalzium- und Magnesiumtablette und kaliumreiche Kost
Cortison	Kalzium, Kalium	Nach Rücksprache mit dem Arzt entspr. Präparate
Schlafmittel (Barbiturate)	Kalium	Besonders kaliumreiche Ernährung
Kalzium- und Östrogenpräparate (z. B. in den Wechseljahren)	Magnesium	Täglich 1 Magnesium-Brausetablette
Diabetes	Zink, Selen	Nach Rücksprache mit dem Arzt täglich je 1 Selen- und Zinkpräparat kurmäßig*
Bulimie (Eßstörungen durch häufigen Wechsel zwischen übermäßigem Essen und Erbrechen	alle Mineralstoffe, Spurenelemente und Vitamine	Multivitaminpräparate mit Mineralstoff- und Spurenelement-Komplex
Vitamin-B_{12}-Mangel durch chronische Entzündung der Magenschleimhaut oder Magenresektion	Kobalt, eventuell Kalzium, Eisen	Nach Rücksprache mit dem Arzt Vitamin-B_{12}-Präparate, Kalzium und Eisen (zweiwertig)
Chronisch entzündliche Stirnhöhlenvereiterung/Prostataentzündung	Kupfer	Nach Rücksprache mit dem Arzt entsprechendes Präparat
Colitis ulcerosa/Morbus Crohn, Psoriasis	Zink	Zinkpräparat kurmäßig*
Langanhaltende Durchfälle, häufiges Erbrechen, extremes Schwitzen	Chlorid, Natrium, Kalium, Eisen, Zink, Chrom	Nach Rücksprache mit dem Arzt entspr. Präparate: Iso-Drink, gesalzene Gemüse- oder Fleischbrühe, Salzstangen, natriumreiche Mineralwasser
Große Blutverluste	Eisen, Kupfer, Kobalt	Nach Rücksprache mit dem Arzt entsprechende Präparate
Dauerhaft brüchige Fingernägel, extrem stumpfe Haare	Silizium	Täglich 1- bis 2mal Kieselsäurepräparat kurmäßig*

* kurmäßig bedeutet: nicht länger als sechs Wochen. In der Regel genügen vier Wochen. Drei- bis sechsmal im Jahr turnusmäßig durchführen.

** Modedroge der Alternativszene. Besteht aus getrockneten gerösteten Samen eines Lianengewächses aus dem tropischen Regenwald und enthält vier- bis fünfmal soviel Koffein als Kaffee.

Ernährungsgewohnheiten/ Lebensumstände/Einnahme von Medikamenten/Krankheiten	**Möglicher Mangel**	**Empfehlungen**
Wenig Milch und Milchprodukte, Milchunverträglichkeit (vor allem in der Jugend)	Kalzium	Nach Rücksprache mit dem Arzt ein Kalziumpräparat aus organischen Salzen
Wenig oder kein Fisch oder Schaltiere	Jod	Jodiertes Speisesalz, jodierte Nahrungsmittel, tägl. 1 Jodtablette (100). Vorsicht: nicht bei Schilddrüsenüberfunktion
Zuwenig Obst, Gemüse und Vollkornprodukte	Kalium, Magnesium	Nach Rücksprache mit dem Arzt Kaliumpräparate und täglich 1 Magnesium-Brausetablette
Zuviel Eiweiß und Fett (Fleisch, Wurstwaren)	Magnesium, Kupfer u. Zink	Einzelpräparate (um die Hälfte niedriger dosieren als vom Hersteller empfohlen)
Zuviel Süßigkeiten und Backwaren aus weißen Mehlen	Chrom	Zinkpräparat (niedrig dosieren)
Zuviel Kleie und Sojaprodukte	Zink, Kupfer und Eisen	Entsprechende Einzelpräparate (bei Eisen auf Zweiwertigkeit achten)
Zuviel Coca-Cola und Schokolade	Kalzium und Mangan	Milchprodukte und schwarzer Tee (wenn Milchprodukte abgelehnt werden, entsprechendes Präparat)
Vegane Kostform (keine tierischen Nahrungsmittel)	Kobalt, Kalzium, Zink, Eisen	Hefepräparat oder Vitamin-B_{12}-Präparat, Einzelpräparate oder Spurenelement-Kombination (bei Eisen auf Zweiwertigkeit achten)
Zuviel Lakritze (täglich mehr als 100 g)	Kalium	Kaliumreiche Nahrungsmittel (siehe *Mineralstoff Kalium*, Seite 36)
Überwiegend Konserven und Halb- u. Fertigprodukte	Kalium	Frische Obst- und Gemüseprodukte, Nüsse
Einseitiges Essen im Alter	alle Mineralien und Vitamine	Multivitaminpräparat mit Spurenelement-Kombination, täglich 1 Magnesium-Brausetablette
Überwiegend Ernährung aus Gemeinschaftküchen/ Kantinen	Magnesium, Kalzium, Kalium, Kobalt, Mangan	Zum Frühstück Milch- und Milchprodukte, zwischendurch Obst und Vollkornprodukte, abends Gemüse oder Salate. Eventuell zusätzlich täglich 1 Magnesium-Brausetablette
Falsche Zubereitung in der Küche	Kalium	Gemüse blanchieren oder Kochwasser zu Suppen und Saucen weiterverwenden (siehe dazu *Tips und Tricks*, Seite 114)
Wenig Kochsalz bzw. kochsalzarme Diät	Jod	Täglich 1 Jodtablette (nicht bei Schilddrüsenüberfunktion)
Schlechte bzw. falsche Nahrungsauswahl in der Pubertät (z.B. Fast food, zuviel Cola oder Süßes)	Kalzium, Mangan, Magnesium, Kupfer, Chrom	Nach Rücksprache mit dem Arzt entsprechende Präparate. Besonders wichtig: Kalzium. Für viel Bewegung sorgen!
Schwangerschaft und Stillzeit	alle Mineralstoffe, Spurenelemente, vor allem Jod	Nach Rücksprache mit dem Arzt Spurenelement-Kombination zuzüglich Jodid
Intensiver Sport/ Leistungssport	Eisen, Magnesium, Chrom, Zink, Natrium, Chlorid, Kalzium, Kalium	Nach jeder sportlichen Betätigung 1–2 Iso-Drinks oder Apfelsaft und Mineralwasser. Zinkpräparat kurmäßig* (niedrig dosiert). Für Leistungssportler nach Rücksprache mit dem Arzt entsprechende Präparate
Extreme oder einseitige Schlankheitsdiäten	alle Mineralien, Spurenelemente, Vitamine	Während der Diät ein Multivitaminpräparat mit Spurenelement-Kombination und Magnesium
Ungesunder Streß	Kalium, Zink, Magnesium	Kaliumreiche Nahrungsmittel, täglich je 1 Magnesium- und Zinkpräparat kurmäßig*

Chemie oder Natur?

Prinzipiell sollte der tägliche Bedarf an Mineralien und Spurenelementen durch natürliche vollwertige Lebensmittel gedeckt werden. Ist das nicht möglich, müssen Sie auf synthetische Substanzen zurückgreifen. Viele glauben irrtümlich, daß Wirkstoffe aus der »Chemie-Küche« nicht so gut sind als die aus natürlichen Produkten.

Unser Körper kommt mit beidem klar. Bei Mineralien aus der Apotheke sollten Sie allerdings darauf achten, daß die Präparate aus organischen Salzen hergestellt wurden. So sind sie besser bioverfügbar (für den Organismus besser aufschließbar) als Produkte aus anorganischen Salzen.

Und die Nebenwirkungen? Keine Substanz – ob chemisch oder natürlich – ist wirklich ohne Risiko. Es kommt eben immer auf die Dosis an.

Verschiedene Tests geben Aufschluß über einen möglichen Mangel

Oft deuten jahrelange Beschwerden, die nicht so recht zu einem bestimmten Krankheitsbild passen, auf einen Mineralstoffmangel hin. Sollten Sie nach Lektüre der vorangegangenen Kapitel den Verdacht haben, an einem solchen Mangel zu leiden, dann sprechen Sie mit Ihrem Arzt. Er kann durch verschiedene Laboruntersuchungen (Blut, Urin, Knochen, Haare, Nägel) Ihren Mineralstoff- und Spurenelementestatus testen.

Neben oft aufwendigen und teuren Laboruntersuchungen gibt es die Möglichkeit einer Haaranalyse. Der Mineralstoffhaushalt des Körpers spiegelt sich relativ gut in den Haaren wider. Etwa die Menge eines Eßlöffels (vorzugsweise aus dem verdeckten Unterhaar im Nacken) wird im Labor mittels eines chemischen Verfahrens verflüssigt. Dabei können kleinste Mengen metallischer Elemente bestimmt werden: insgesamt 16 der lebenswichtigsten Mineralien sowie etwa 7 umweltschädliche Stoffe. Doch ist diese Untersuchung nicht gerade billig. Je nach Institut, Praxis und Testelement kostet sie bis zu 350 DM, die Sie aus eigener Tasche berappen müssen – die Kassen übernehmen die Kosten bisher noch nicht.

Diese Haaranalysen sind jedoch Gegenstand kontroverser Diskussionen. Haaranalytiker schwören darauf, daß Haare die Nahrungsaufnahme oder toxische Veranlagung anzeigen. Die Gegner solcher Analysen jedoch sind der Meinung, daß es neben Essen und Trinken zu viele Faktoren gibt, die die Beschaffenheit des Haares beeinflussen bzw. verändern können (zum Beispiel Färben, Shampoos, Tönung, Dauerwelle, Chemikalien aus dem Schwimmbad).

18 auf einen Blick: Mineralstoffe und Spurenelemente

Wofür wir sie brauchen. Was uns fehlt, wenn sie uns fehlen.
Wie viele von ihnen guttun und praktische Tips
(M = Mineralstoff, S = Spurenelement)

Mineralstoff/ Spurenelement	Täglicher Bedarf	Wichtig für	Mangelsymptome	Enthalten in den Nahrungsmitteln	Gut zu wissen
Chlor (M)	Kinder und Jugendliche bis zu 18 Jahren 0,3–2,9 g Erwachsene 1,7–5,0 g	Magensäure und Hirnflüssigkeit	Verdauungsstörungen, Kopfschmerzen, Kreislaufbeschwerden	Kochsalz, Milch, Wurst und Fleisch, Eier, Mineralwasser	Bei anhaltenden Durchfällen und starkem Schwitzen auf ausreichende Chloridzufuhr achten, z. B. salzhaltige Brühe trinken. Regelmäßig den Blutdruck kontrollieren.
Chrom (S)	Jugendliche und Erwachsene 50–200 µg	Blutzucker- und Cholesterinspiegel	Altersdiabetes, erhöhte Cholesterinwerte im Blut, Wachstumsstörungen beim Ungeborenen	Käse, Fleisch, Kartoffeln, Brot, schwarzer Tee	Diabetiker – und jeder andere auch – sollten auf Vollwertkost übergehen. Morgens Tee statt Kaffee trinken.
Eisen (S)	Kinder 8–10 mg Jugendliche und Erwachsene 10–15 mg Frauen 18 mg (vor der Menopause)	roten Blutfarbstoff, Muskulatur und Eiweißstoffwechsel	Blässe, Müdigkeit, Appetitlosigkeit, Haarausfall, brüchige Nägel, rissige Mundwinkel	Fleisch, Leber, Nieren, Vollkornprodukte, Hülsenfrüchte, Blattsalat, Eier, Milch, Bierhefe	Mit Vitamin C wird Eisen besser aufgenommen. Vor allem Frauen sind von Eisenmangel betroffen. Eisen im Fleisch oder aus Präparaten wird besser verwertet als Eisen aus Pflanzenkost.
Fluorid (S)	Kinder 0,5–1,0 mg Jugendliche und Erwachsene 1,0 mg	Härtung des Zahnschmelzes	Karies	Seefisch, Walnüsse, schwarzer Tee, fluoridhaltige Mineralwässer, jodiertes und fluoridangereichertes Salz	Eine zuckerarme, vollwertige Ernährung bevorzugen. Mit jodiertem, fluoridangereichertem Salz würzen.

Jod (S)	Säuglinge 50–80 µg Kinder 100–180 µg Jugendliche und -Erwachsene 100–200 µg	Schilddrüse	Müdigkeit, Leistungsabfall, Depression, Kropfbildung	Seefisch, Schal- und Krustentiere, Käse, Möhren, jodiertes Speisesalz	Verwenden Sie in der Küche nur jodiertes Speisesalz.
Kalium (M)	Kinder 1–3 g Jugendliche und Erwachsene 3–4 g	Gewebespannung, Druck in der Zelle, Muskelarbeit, Nervenfunktion	Muskelschwäche, Herzfunktionsstörungen	Obst, Gemüse, Kartoffeln, Nüsse, Vollkornprodukte, Seefisch, Fleisch	Bei Verdauungsproblemen auf Abführmittel verzichten. Statt dessen auf kalium- und ballaststoffreiche Ernährung achten. Bei Einnahme von blutdrucksenkenden Medikamenten regelmäßig die Kalium- und Magnesiumwerte im Blut bestimmen lassen.
Kalzium (M)	Kleinkinder 600 mg Kinder 800 mg Jugendliche und Erwachsene 900 –1200mg ältere Menschen 1200–1500 mg	Aufbau von Knochen und Zähnen, Blutgerinnung	Entkalkung von Knochen und Zähnen, Übererregbarkeit von Nerven und Muskeln	Milch, Milchprodukte, Gemüse, Vollkornprodukte	Kalziummangel in der Kindheit (falsche Ernährung) führt zu verstärktem Knochenabbau im Alter. Säuren in Rhabarber, Spinat und schwarzem Tee behindern die Kalziumaufnahme im Darm.
Kobalt (S)	nicht genau bekannt. Vermutete Menge: 5–10 µg	Vitamin B_{12} und Produktion der roten Blutkörperchen	bösartige Blutarmut	Rinder- und Kalbsleber, Niere, Lammherz, Haferkorn, Seefisch, geröstete Erdnüsse	Strenge Vegetarier sollten Hefeprodukte oder Vitamin-B_{12}-Präparate zu sich nehmen.
Kupfer (S)	Kinder 0,4–2,5 mg Jugendliche und Erwachsene 2,5–4,0 mg	Blutbildung, viele Enzyme	Veränderung der Haarfarbe und -struktur, Blutarmut, Gefäßverkalkung	Rindfleisch, Rinderleber, Vollkornprodukte, getr. Erbsen, Nüsse,Gemüse	Eine schonende, naturgerechte Zubereitung der Nahrung bewahrt den Kupfergehalt. Säurehaltige Speisen nicht in Kupfergefäßen zubereiten.

Mineralstoff/ Spurenelement	Täglicher Bedarf	Wichtig für	Mangelsymptome	Enthalten in den Nahrungsmitteln	Gut zu wissen
Magnesium (M)	Kinder 120–350 mg Erwachsene 300–350 mg	Aufbau von Knochen und Zähnen (zusammen mit Kalzium und Phosphor), Cholesterinspiegel, Herz und Nerven	Stoffwechselstörungen, Herzbeschwerden, Übererregbarkeit von Nerven und Muskeln	Vollkornprodukte, Kartoffeln, Gemüse, Brot, Hülsenfrüchte, Nüsse, Fleisch, Fisch, Obst	Streß und Alkohol führen zum schnellen Abbau von Magnesiumvorräten. Der Magnesiumbedarf ist an die Kalziumversorgung gekoppelt: Wer viel Kalzium aufnimmt, braucht auch mehr Magnesium.
Mangan (S)	Kinder 0,3–3 mg Jugendliche und Erwachsene 2–5 mg	Kohlenhydrat- und Fettstoffwechsel, Aufbau und Erhalt von Knochen, Zähnen und Bindegewebe	keine bekannt	Vollkornreis, Kartoffeln, Gemüse, Nüsse, schwarzer Tee, Hülsenfrüchte	Wer kalzium- und phosphorreich ißt, braucht mehr Mangan. Also auf ausreichenden Gemüseverzehr achten.
Molybdän (S)	nicht genau bekannt; vermutlicher Bedarf 150–500 µg	Immunsystem, Neubildung von Hautzellen	bisher nicht ausreichend erforscht	Eier, Weizenkeime, Reis, Vollkorngetreide, Eierteigwaren, Hülsenfrüchte, grüne Bohnen	Essen Sie abwechslungsreich mit Vollkornprodukten, Gemüsen und Hülsenfrüchten.
Natrium (M)	Kinder und Jugendliche 1–2 g Erwachsene 2–3 g	Gewebespannung, Funktion von Muskel- und Nervenzellen	Schwäche, Erschlaffung, Muskelkrämpfe	Kochsalz, Gepökeltes, Wurst, Käse, Mineralwasser, Fertigprodukte, Konserven, Brot	Weniger Salz essen. Statt Konserven und Fertiggerichte lieber Tiefkühlkost oder Frisches selbst zubereiten.
Nickel (S)	nicht genau bekannt; vermutlicher Bedarf: 0,2–0,9 mg	eine Anzahl verschiedener Hormone und Eisenaufnahme	noch nicht bekannt	Vollkorngetreide, weiße Bohnen, Wirsing, Linsen, schwarzer Tee, Kakao, Schokolade	Wer auf Nickel allergisch ist, sollte Konserven meiden und auf Pilze, Austern und Eier achten. Keine nickelhaltige Kochgeschirre verwenden.

Phosphor (M)	Kinder 600–900 mg Jugendliche und Erwachsene 800–900 mg	Knochenaufbau, Energiegewinnung und -verwertung im Körper	nicht bekannt, da bei uns praktisch kein Mangel vorkommt	Milch, Milchprodukte, Fisch, Fleisch, Wurst, Eier, Vollkornprodukte, Gemüse, Kartoffeln	Phosphor wird doppelt so gut resorbiert wie Kalzium, aber nur in gleicher Menge benötigt. Deshalb doppelt soviel Kalzium aufnehmen wie Phosphor.
Selen (S)	Kinder 5–70 µg Jugendliche und Erwachsene 100–200 µg	Immunsystem; schützt vor Umweltgiften und krebsauslösenden Stoffen	Herz- oder Kreislaufbeschwerden, Neigung zu rheumatischen Erkrankungen, Abwehrschwäche	Meeresfrüchte, Fisch, Fleisch, Leber, Eier, Zwiebeln, Knoblauch, Champignons, Vollkornprodukte	Vitamin E und C verstärken die Wirkung von Selen. Also reichlich Obst, Nüsse und Gemüse essen.
Silizium (S)	Kinder 20–30 mg Jugendliche und Erwachsene 25–40 mg	das Wachstum von Haaren und Fingernägeln	extremer Haarausfall, brüchige Fingernägel, welke und runzlige Haut	Vollkorngetreide, Petersilie, Schnittbohnen, Salat, getr. Erbsen, Bananen, Johannisbeeren	Ältere Menschen sollten ein Kieselsäurepräparat einnehmen. In Form von Pulver läßt es sich gut unter Speisen rühren.
Zink (S)	Kinder 5–15 mg Jugendliche und Erwachsene 15 mg	alle Stoffwechselprozesse, Hormonhaushalt, straffes Gewebe	Akne, Ekzeme, schlechte Wundheilung, Verdauungsprobleme, Nervenentzündungen; bei Männern Potenzstörung	Fleisch, Camembert, Reis, Fisch, Austern, Milch, Milchprodukte, Eigelb, Getreide, Nüsse, Samen, Gemüse	Lebensmittel oder Speisen nicht in Zinkgefäßen aufbewahren. Eiweiß und Vitamin A unterstützen die Zinkaufnahme.

Essen Sie richtig, essen Sie sich gesund

Obwohl wir im Überfluß leben, leiden immer mehr Menschen an Mangelerscheinungen. Verfeinerte Nahrungsmittel wie Zucker und weißes Mehl, viel Fleisch, Fett und Alkohol versorgen uns zwar reichlich mit Kalorien, die lebenswichtigen Vitamine, Mineralstoffe und Spurenelemente kommen jedoch zu kurz. Also müssen wir unsere Ernährungsgewohnheiten umstellen.

Doch das ist einfacher gesagt als getan. »Das Schwierigste im Leben ist die Wahl des Richtigen«, formulierte der englische Philosoph George Edward Moore zu Anfang dieses Jahrhunderts. Und damit hat er zweifelsohne ins Schwarze getroffen.

Es gibt eine Vielzahl von Richtlinien über Ernährung. Doch die endgültige, auf alle Menschen zutreffende Wahrheit gibt es nicht. Dazu ist Essen und Trinken eine zu individuelle Angelegenheit. Unsere Ernährung hängt unmittelbar mit unserem körperlichen, geistigen und seelischen Wohlbefinden zusammen. Sie bestimmt unser Aussehen, unsere Gesundheit, unsere Energie, unsere Kondition und unsere Lebenserwartung. Und schließlich ist Essen auch ein gesellschaftliches Ereignis und ein Teil unserer Kommunikation.

Ob wir das Essen herunterschlingen oder genießerisch auf der Zunge zergehen lassen, entscheidet sich oft schon in der Wiege. Erziehung, kulturelle und ethische Werte prägen die Eßgewohnheiten ein Leben lang. Wen wundert es, daß so »eingefleischte» Verhaltensweisen nicht von heute auf morgen geändert werden können.

Viele verbinden eine Ernährungsumstellung mit Diät und folglich mit Verzicht auf alles, was gut schmeckt. Eine sinnvolle Ernährung aber ist auf die Bedürfnisse des einzelnen abgestimmt und bedeutet immer auch Vergnügen und Genuß. Denn nur so führt sie zum Gleichgewicht von Leib und Seele. Die Zauberformel lautet: Vielseitigkeit, Ausgewogenheit, saisonbedingte Nahrungsmittel – basierend auf den sieben Säulen der Ernährung:

* Eiweiss (Protein) ist ein elementarer Baustein unseres Körpers, der ständig erneuert werden muß. Muskeln, Organe, Blut, viele Hormone und die Enzyme setzen sich aus Eiweiß zusammen. Wir brauchen täglich nicht mehr als 0,8 Gramm pro Kilogramm Körpergewicht (etwa 15 Prozent des Gesamt-Energiebedarfs).
* Fett macht fett. Es ist aber auch lebensnotwendig: Nur mit Fett können die fettlöslichen Vitamine vom Organismus aufgenommen und verwertet werden. Fett enthält auch die essentiellen (lebensnotwendigen) Fettsäuren, die den Fettstoffwechsel regulieren.

Fett hat doppelt so viele Kalorien wie Eiweiß oder Kohlenhydrate (9,3 Gramm). Deshalb sollten täglich nicht mehr als 80 Gramm (als Streichfett, zum Braten und Backen, versteckte Fette in den Nahrungsmitteln) aufgenommen werden; das entspricht etwa 30 Prozent des Gesamt-Energiebedarfs. Tatsächlich aber liegt der tägliche Verbrauch bei 130 Gramm und mehr. Soviel Fett setzt an. Deshalb sollten mehr ungesättigte Fettsäuren in der täglichen Kost verwendet werden.
* Kohlenhydrate sind unsere wichtigste Energiequelle. Sie machen 55 Prozent des Gesamt-Energiebedarfs aus und kommen hauptsächlich in pflanzlichen Lebensmitteln vor. Wir unterscheiden den Zuckertyp (Trauben-, Frucht- und Haushaltszucker) und den Stärketyp (Getreide, Kartoffeln, Hülsenfrüchte, Gemüse, Obst). Empfehlenswert für die tägliche Ernährung sind 10 Prozent vom Zuckertyp und 45 Prozent vom Stärketyp.
* Vitamine und Mineralien spielen eine Schlüsselrolle bei Zellaufbau, Stoffwechsel und sämtlichen biochemischen Prozessen im Körper. Sie sind unentbehrliche Vital- und Wirkstoffe, die ohne Kalorien zu Buche schlagen.
* Wasser ist der Hauptbestandteil unseres Körpers. Es transportiert die gelösten Stoffe in die Zellen.
* Ballaststoffe sind pflanzliche Bestandteile der Nahrung, die zum größten Teil nicht verdaut werden können. Dennoch brauchen wir sie für den Stoffwechsel, weil sie für eine geregelte Verdauung sorgen. Empfehlenswert ist die Aufnahme von täglich bis zu 40 Gramm. Ballaststoffe sind enthalten in Vollkornerzeugnissen, Obst, Gemüse, Kartoffeln, Hülsenfrüchten und Nüssen.

Bei einer Ernährungsumstellung geht es nicht darum, liebgewonnenen Gewohnheiten abzuschwören und statt dessen neue Zwangsvorstellungen zu verfolgen: »Ab sofort nur noch Müsli und nie wieder Alkohol!« Besser ist es, sich an die Ernährungsmaximen »Mäßigung« und »abwechslungsreich« zu halten und die Umstellung langsam vorzunehmen. Ein erster Schritt kann zum Beispiel eine sachliche Überprüfung Ihrer alten Eßgewohnheiten sein. Schreiben Sie zwei Wochen lang auf, was Sie täglich essen und trinken. Anhand dieses Protokolls lassen sich oft schon die gröbsten Fehler erkennen.

Beim zweiten Schritt beschäftigen Sie sich dann etwas näher mit der vollwertigen Kost und fangen langsam damit an, den Verzehr von Fett und Fleisch zugunsten von Milchprodukten, Fisch, Gemüse und vegetarischen Gerichten zu reduzieren. Natürlich erfordert das Umdenken Geduld, Phantasie und Mut zum Experimentieren. Denn unser Geschmacksempfinden braucht Zeit, sich umzugewöhnen.

Natürlich schmeckt's am besten

Vollwerternährung bedeutet weder verzichtreiche Diät noch eine vegetarische Kost. Vollwert steht vielmehr für frische, möglichst unbehandelte Lebensmittel, die frei von Schad-, Konservierungs- und Zusatzstoffen sind. Es bedeutet mehr Vollkornerzeugnisse, Gemüse und Obst und weniger Fleisch und Wurst. So mancher Meister sterneverdächtiger Kochkunst hat es längst bewiesen: Geschmack, Vielseitigkeit, kulinarische Raffinesse und Bekömmlichkeit gehören untrennbar zusammen. Für ihn ist es selbstverständlich, nur qualitativ Hochwertiges in der Küche zu verwenden. Dazu gehören garten- und marktfrische Produkte, selbstgezogene Kräuter, Keime und Sprossen, Fleisch und Geflügel von artgerecht gehaltenen Tieren und fangfrischer Fisch.

Köche der modernen natürlichen Küche waren es auch, die die so lang verschmähten Hülsenfrüchte (Linsen, Bohnen, Erbsen) wieder salonfähig machten. Sie holten Getreidesorten wie Buchweizen, Hirse, Dinkel und Grünkern aus der Versenkung und schufen daraus raffinierte Gaumenfreuden. Und sie nahmen Anregungen aus anderen Küchen auf, zum Beispiel aus Asien. Nichts läßt sich besser in ein Vollwertprogramm aufnehmen als verschiedene Elemente aus der asiatischen Küche. Dort nämlich sind große Fleischstücke verpönt, auf tierische Fette und mächtige Sahnesaucen wird sogar ganz verzichtet. Dafür ist alles in mundgerechte Häppchen geschnitten, immer frisch zubereitet und nur ganz kurz gegart. Alles bleibt knackig und voll wertvoller Wirkstoffe.

Worauf es bei der Vollwerternährung ankommt

* GETREIDE/VOLLKORNPRODUKTE. Hafer, Mais und Reis, Gerste, Roggen und Weizen, Hirse und Buchweizen, Dinkel und Grünkern sind ausgesprochen wertvoll, wenn sie als ganzes Korn verwendet werden. Im Keim sitzen Vitamine, Mineralstoffe, Spurenelemente, die essentielle Fettsäure Linolsäure und hochwertiges Eiweiß. Die Randschichten liefern neben Mineralstoffen noch reichlich unverdauliche Ballaststoffe.

Essen Sie ein Drittel Ihres täglichen Getreideverbrauchs in frisch geschroteter Form: zum Frühstück als Müsli mit frischem Obst, als Getreidebrei mit Sahne oder zerlassener Butter, gekeimt als Brotbelag (eine Anleitung zum Selberziehen von Sprossen und Keimen finden Sie auf Seite 117) oder zur Anreicherung von Salaten, Rohkost, Suppen und Eintöpfen. Die aus dem vollen Korn hergestellten Vollkornprodukte (Flocken, Mehle, Teigwaren und Brot) bieten neben den handelsüblichen Produkten eine wohlschmeckende und willkommene Abwechslung.

* GEMÜSE UND OBST. Frisches Gemüse steht in der Rangliste vollwertiger Nahrungsmittel an zweiter Stelle. Es enthält die meisten Vitamine und Mineralien und läßt sich auf vielseitige Weise – auch zusammen mit Getreideprodukten – zubereiten. Die Hälfte Ihres täglichen Verzehrs sollte roh gegessen werden: als Knabbersnack pur aus der Hand, als Rohkost und als Salat. Sehr gut ist milchsaures Gemüse (Sauerkraut, Paprika, Gurken), da es sich günstig auf die Verdauung auswirkt. Kaufen Sie Gemüse und Früchte immer frisch, und lagern Sie beides nicht zu lange. Tiefgefrorene Produkte, ohne Salz und Zucker hergestellt, sind eine gute Alternative.

* NÜSSE UND SAMEN. Sie spielen in der Vollwerternährung eine wichtige Rolle, weil sie hochwertiges Eiweiß, essentielle Fettsäuren, Vitamine, Mineralstoffe, Spurenelemente und Ballaststoffe enthalten. Man kann sie rösten, hacken und mahlen. Sie eignen sich für Müslis, Salate, Aufläufe, Soufflés und Konfekt.

* MILCH UND MILCHERZEUGNISSE. Milch liefert wichtiges Kalzium (wichtig vor allem in der Jugend) und ist die ideale tierische Eiweißergänzung. Naturbelassen, wie Rohmilch und daraus hergestellte Produkte aus alternativen Betrieben, ist sie am wertvollsten. Empfehlenswert sind Sauermilcherzeugnisse mit einem überwiegenden – aber nicht ausschließlichen – Anteil an rechtsdrehender Milchsäure, da diese schneller und besser vom Organismus verwertet werden kann.

* EIER. Ohne Frage ist die heute übliche Massentierhaltung Tierquälerei. Außerdem wirkt sich die Käfighaltung von Legehennen auf die Qualität der Eier aus (Medikamente gegen Infektionskrankheiten und minderwertiges Futter). Deshalb ist es besser, wenn Sie sich Eier vom Bauernhof oder von biologisch geführten landwirtschaftlichen Betrieben besorgen. Wo Tiere artgerecht gehalten werden, sind auch die Produkte von entsprechender Qualität.

* Fleisch und Geflügel. Grundsätzlich können Sie jedes Fleisch essen, vorausgesetzt die Produkte stammen von natürlich gefütterten und artgerecht gehaltenen Tieren. Sicherlich ist auch solches Fleisch nicht ganz frei von Rückständen, denn auch in alternativen Betrieben kann man wenig gegen die Verschmutzung von Luft, Böden und Wasser tun. Die Tiere werden jedoch weder mit künstlichen Masthilfen aufgepäppelt noch mit Beruhigungsmitteln, Hormonen oder Antibiotika behandelt. Auf jeden Fall aber sollte der Fleischverzehr eingeschränkt werden. Denn Fleisch und Wurst enthalten am meisten gesättigte Fettsäuren. Hier bietet sich wieder die Verbindung von asiatischer und europäischer Küche an: wenig Fleisch in reichlich Gemüse gegart und mit Nudeln oder Reis serviert.

* Fisch. Er enthält neben biologisch hochwertigem, leicht verdaulichem Eiweiß und reichlich essentiellen Fettsäuren (zum Beispiel Linolsäure), die bei der Senkung des Cholesterinspiegels helfen, viele Vitamine, die Mineralstoffe Kalzium und Phosphor sowie die Spurenelemente Eisen und (vor allem) Jod. Bei einer vollwertigen Ernährung sollte Fisch mindestens zweimal wöchentlich in irgendeiner Form angeboten werden. Bevorzugen Sie See- und Süßwasserfische aus Binnenseen und Fischzuchten, da sie weniger belastet sind.

* Butter & Co. Die Fette werden in unserer Ernährung nach ihren Bausteinen, den Fettsäuren, unterschieden. Es gibt gesättigte (meist tierischer Herkunft), ungesättigte und mehrfach ungesättigte Fette (überwiegend aus Pflanzen). Empfohlen werden nicht mehr als 80 Gramm Fett täglich, davon zwei Drittel ungesättigte und mehrfach ungesättigte Fette (Sonnenblumen-, Maiskeim-, Distel-, Weizenkeim-, Sesam-, Oliven-, Soja- und Nußöle) und ein Drittel gesättigte tierische Fette (zum Beispiel Butter und Sahne).

Zu den rein pflanzlichen Fetten muß nicht unbedingt Margarine gehören, sie kann auch zum Teil aus Rindertalg bestehen. Außerdem spielen bei der Margarineproduktion chemische Prozesse mit. Als Aufstrich ist Butter deshalb besser geeignet. Für Salate eignen sich am besten kaltgepreßte Öle, zum Backen und Braten Butter und Öle. Zum Ausbacken oder Fritieren nehmen Sie Fette, die sich bis 220 Grad erhitzen lassen (Butterschmalz und Kokosfett). Wenn Fett oder Öl raucht, ist es zu heiß geworden und sollte nicht mehr verwendet werden.

* Kräuter und Salz. In keiner natürlichen schmackhaften Küche kann auf das Aroma frischer oder tiefgefrorener Kräuter verzichtet

werden. Nicht nur als Würze, sondern auch als zusätzlicher Wirkstoffträger (Vitamine und Mineralien) sind sie ideal. Mit Kräutern dürfen Sie verschwenderisch umgehen. Geizig sollten Sie dagegen mit Salz sein.

* GESÜNDER TRINKEN. Kaffee, Tee, trockene Weine, Sekt, Champagner und Bier sind in einer Vollwerternährung keineswegs verpönt. Doch hier gilt »maßhalten«. Als Durstlöscher eignen sich besser Frucht- und Kräutertees, natriumarme Mineralwässer, Gemüse und Obstsäfte sowie mit Mineralwasser verdünnte Säfte.

Das Trinken ist bei einer ballaststoffreichen Kost sehr wichtig, damit die unverdaulichen Stoffe gelöst und transportiert werden können. Empfehlenswert sind mindestens zwei Liter am Tag.

* SPARSAM SÜSSEN. Süßungsmittel sind in der vollwertigen Ernährung vorwiegend Honig und zerkleinerte Trockenfrüchte (ungeschwefelt!). Allerdings ist Honig, in Mengen genossen, ebenso schädlich wie Zucker. Von klein an werden Kinder an viel zu süße Sachen gewöhnt (Kindertees, Kindermenüs, Kekse und Süßigkeiten, auch als Ersatz für Zuwendung). So gilt es, langsam vom Bedürfnis nach Süßem abzukommen. Früchte und Säfte – sofern sie naturrein sind (also zu hundert Prozent aus Früchten bestehen und keinen Zuckerzusatz enthalten) – können sehr wohl den Appetit auf Süßes befriedigen.

* RICHTIG EINKAUFEN. Frische Erdbeeren im Oktober müssen nicht sein. Kaufen Sie lieber nach Saison. Das sorgt für reichlich Abwechslung, ist preiswerter und garantiert eine geringere Schadstoffbelastung. Ganz wichtig: Kaufen Sie nicht nur mit den Augen ein, sondern lassen Sie vor allem Ihre Nase entscheiden. Riechen Sie an Gemüse und Obst, denn erstklassige Qualität verströmt einen aromatischen Duft. Produkte, die sich unter einer Klarsichtfolie verstecken, lassen Sie lieber liegen. Und achten Sie immer auf die Frische. Schlappe Salatblätter, traurig hängende Kräuter, fleckiger Blumenkohl und bereits geschnittene Rohkost haben nur noch wenig wertvolle Inhaltsstoffe. Kaufen Sie keine Waren, die an vielbefahrenen Straßen angeboten werden. Schwermetalle wie Blei, Cadmium und Quecksilber gelangen über Autogase in Gemüse und Obst. Produkte, die leicht schimmeln, sollten Sie nicht in zu großen Mengen einkaufen. Prüfen Sie bereits im Geschäft, ob die Waren schimmelfrei sind. Lesen Sie genau die Etiketten der Waren, und achten Sie auf das Verfallsdatum. Treibhausware, Konserven und Fertigprodukte sind für eine Vollwerternährung nicht geeignet.

Begriffe wie »biologisch«, »natürlich« oder »ökologisch« sind leider nicht geschützt. Wollen Sie Produkte aus alternativem Landbau kaufen (garantiert ohne chemische Düngung, Insektenvernichtungs- und Pflanzenschutzmittel), helfen Ihnen folgende Warenzeichen: Demeter, Bioland, Biokreis Ostbayern, Naturland, ANOG (Arbeitsgemeinschaft für naturnahen Obst-, Gemüse- und Feldfruchtanbau) und BÖW (Bundesverband Ökologischer Weinbau e.V.). Diese Lebensmittel bekommen Sie in Bioläden (Naturkostläden/Grüne Läden), in Reformhäusern, an Bioständen auf Wochenmärkten, auf Biohöfen (Direktverkauf), im Naturkostversand und in einigen gut sortierten Supermärkten sowie in Lebensmittelabteilungen großer Warenhäuser.

Bezeichnungen wie »aus biologisch-dynamischem Anbau« ohne entsprechende Warenzeichen (siehe oben) bedeuten keine Garantie, wie sie die angeführten Organisationen geben. Auch Lebensmittel, die das Prädikat »kontrolliert« führen, sind keine echte Bioware. Sie stammen von konventionellen Herstellern, die für einige ihrer Produkte (zum Beispiel Kartoffeln, Möhren, Brot) umweltfreundlichere Anbaumethoden anwenden als sonst allgemein üblich.

Tips und Tricks, um Mineralien zu erhalten

Über die Vollwertigkeit Ihrer Ernährung entscheidet nicht allein der Inhalt Ihres Einkaufkorbs, sondern was Sie daraus machen und was letztendlich auf Ihrem Teller liegt. Die Vor- und Zubereitung der Lebensmittel ist für die Qualitätserhaltung entscheidend. So kommt es zum Beispiel schon beim Waschen von Gemüse zu Mineralstoffverlusten. Die folgenden Punkte helfen, solche Verluste zu vermeiden.

* LAGERUNG. Am schnellsten verderben Spargel, Pilze, Brokkoli, Blumenkohl, Erdbeeren und Himbeeren. Sie sollten deshalb noch am Tag des Einkaufs gegessen werden. Gemüse und Obst wird am besten dunkel und bei Temperaturen um 3 bis 6 Grad (plus) aufbewahrt. Wenn Sie Kartoffeln und Äpfel im Keller lagern, dann möglichst weit voneinander entfernt. Äpfel produzieren ein Gas, das die Ruhepause der Kartoffeln stört und sie zum Keimen bringt.
* VORBEREITUNG. Salate und Gemüse immer unzerkleinert unter fließend kaltem Wasser abbrausen. Besonders sorgfältig müssen Produkte mit gekräuselten, behaarten oder rauhen Oberflächen gewaschen werden (wie Wirsing, Salat, Stachelbeeren, Pfirsiche). Lassen Sie nichts längere Zeit im Wasser liegen (Kartoffeln nicht am Vortag schälen). Bei Kohl und Kopfsalat die äußeren Blätter nicht mitverwenden.

  Obst und Gemüse – vor allem Rohkost und Salate – werden immer erst unmittelbar vor dem Essen zerkleinert, gegart und angerichtet. Gemüse dünn schälen und Kartoffeln in der Schale kochen. Geben Sie Kräuter stets zum Schluß an die Speisen. Wenn Sie beim Zerkleinern ein sehr scharfes Messer benützen und nicht zu klein schneiden, werden die Pflanzenfasern weniger zerstört. Verwenden Sie das Einweichwasser von Getreidekörnern und Hülsenfrüchten bei der Zubereitung. Keime von Sojabohnensprossen und Hülsenfrüchten erst eine Minute blanchieren, dann essen.

Gießen Sie das Auftauwasser von tiefgefrorenem Fleisch/Geflügel sofort weg. Und reinigen Sie gründlich Arbeitsflächen, Geräte, Wischtücher und Hände, bevor Lebensmittel, die nicht erhitzt werden (zum Beispiel Salat), damit in Berührung kommen.

* ZUBEREITUNG. Die meisten Mineralien gehen beim Kochen verloren, weil sie häufig mit dem Kochwasser weggeschüttet werden. Deshalb empfehlen sich andere Garmethoden.

Dünsten. Das Gargut wird in wenig Flüssigkeit oder Fett, fast im eigenen Saft, gegart. Mineralstoffe bleiben dabei weitestgehend erhalten. Tropfnasses Gemüse eignet sich für diese Methode besonders gut. Dazu gehört auch das Garen im Tontopf.

Dämpfen ist eine beliebte Methode in der modernen Küche, weil neben den Mineralien auch der Eigengeschmack der Speisen erhalten bleibt. Das Gargut (Gemüse, Fisch, Fleisch) kommt in einen Drahtsiebeinsatz und wird über einer kochenden Flüssigkeit (Brühe, Wasser, Wein) sanft gegart. Nach dem gleichen Prinzip funktioniert der Schnellkochtopf. Ein Tip: Verwenden Sie die Flüssigkeit für Saucen und Suppen.

Garen in Folie bedeutet weniger Abwasch sowie eine kalorienarme und aromatischere Zubereitung. Das Gargut wird immer auf die glänzende Seite der Alufolie gelegt und die Folie locker zusammengefaltet. Bemessen Sie die Folie nicht zu knapp, denn manche Speisen (zum Beispiel Fleisch) dehnen sich während des Garens aus.

Pochieren eignet sich besonders gut für zarte eiweißreiche Nahrungsmittel wie Eier, Fisch, mageres Fleisch. Es wird nichts gekocht, die Speisen liegen in einem Sud (Brühe, Wein, Wasser), der knapp unter dem Siedepunkt gehalten wird.

Blanchieren macht das Gemüse leuchtend in den Farben und schön knackig. Oft wird auf diese Weise auch nur vorgegart, um Gemüse dann im Ofen weiter zu verarbeiten (zum Beispiel für einen Auflauf). Auch für Salate schmeckt »bißfestes« Gemüse besser als zu weich gekochtes. Und es hat natürlich auch mehr Vitalstoffe. So wird's gemacht: Nicht zu klein geschnittenes Gemüse in kochendes Wasser geben, je nach Sorte 1 bis 3 Minuten kochen, abgießen und sofort in Eiswasser abschrecken. Gut abtropfen lassen. Dann entweder in etwas zerlassener Butter schwenken oder zu Aufläufen, Salaten oder Suppeneinlagen weiterverarbeiten.

Grillen hat von allen Fleisch-Garmethoden den geringsten Mineralstoffverlust. Eine relativ neue Alternative zum Grillen ist der »heiße Stein«, ein finnischer Naturstein, der elektrisch oder im Backofen

aufgeheizt wird. Fast ohne Fett lassen sich Fleisch, Meeresfrüchte, Gemüse und Obst auf ihm braten.
Schmoren eignet sich gut für kräftig schmeckende Fleischgerichte wie Rouladen, Gulasch und Schmorbraten. In einem Fett, das hohe Brattemperaturen verträgt (Öl, Butterschmalz), wird das Bratgut zunächst kräftig angebräunt, dann mit etwas Flüssigkeit aufgegossen und bei mäßiger Hitze gegart. Wichtig dabei ist ein fest schließender Deckel.
Garen mit dem Wok. Ähnlich wie das Garen im Dampf kommt diese Methode der nährwerterhaltenden Zubereitung aus Asien. Der Wok ist eine Universalpfanne, halbrund geformt, mit hochgezogenem Rand. Alle Zutaten werden in wenig Fett unter ständigem Rühren gewendet. Sie garen dadurch in kürzester Zeit, weil sich am Pfannenboden die Hitze konzentriert, während sie zum Rand hin geringer wird. Durch das Umrühren kommen die Speisen einmal in die sehr heiße, dann wieder in die gemäßigte Zone. Das erleichtert ein gleichmäßiges Garen, bei dem nichts anbrennt. Im Handel gibt es mittlerweile verschiedene Ausführungen für den Elektro- und Gasherd oder auch als Tischgerät. Zusammen mit Gästen ist das Essen nicht nur ein gesunder, sondern auch ein gemütlicher Spaß.

Frische Sprossen selber ziehen

Für Salate, auf Brot, über Fleisch und Gemüse

Selbstgezogene Sprossen und Keime sind nicht nur preiswerter, sie sind auch immer garantiert frisch und knackig. Und so wird's gemacht.

1. Schritt: Es gibt Keimgeräte aus Kunststoff oder Ton zu kaufen (im Reformhaus, im Bio- und Naturkostladen). Ein einfaches Einmachglas tut es aber auch. Zum Abdecken brauchen Sie Gaze oder Mull und ein Gummiband. Das Saatgut (es müssen spezielle keimfähige Samen sein) kann man in Reformhäusern und Samenhandlungen kaufen.
2. Schritt: So viele Samen in das Gefäß geben, daß der Boden etwa 2 bis 3 Zentimeter hoch bedeckt ist. Mit kaltem Wasser auffüllen und einige Stunden (siehe Tabelle) quellen lassen. Die Samen auf einem Sieb abtropfen lassen, mehrmals gründlich durchspülen und wieder zurück ins Gefäß geben. Verschließen, umgedreht schräg auf einen Teller legen, damit überschüssiges Wasser ablaufen kann.
3. Schritt: Das Gefäß an einen hellen, gleichmäßig warmen Ort (in Fensternähe) stellen und die Keimlinge mehrmals am Tag (siehe Tabelle auf Seite 118) durchspülen. Nach 3 bis 5 Tagen kann geerntet werden.

Samenart	Quellzeit in Stunden	täglich spülen	Keimdauer in Tagen
Adzukibohnen	8–12	3mal	3–4
Alfalfasaat	4– 6	2–3mal	4–6
Erbsen	10–12	3–4mal	2–3
Haferkörner	ca. 4	2mal	3–5
Hirse	8–12	2–3mal	2–4
Gerstenkörner	10–12	2mal	2–4
Kichererbsen	12	3–4mal	3–4
Kürbiskerne	8–14	2–3mal	3–4
Linsen	8–10	3–4mal	2–3
Mungobohnen	10–12	2–3mal	3–5
Radieschensaat	1– 2	1mal	3–5
Rettichsaat	1– 2	1–2mal	3–6
Roggenkörner	8–10	2mal	2–3
Senfsaat	1	1mal	2–3
Sesamsaat	4– 6	2mal	2
Sonnenblumenkerne	8–10	2–3mal	2–3
Weizenkörner	8–12	2mal	2–3

Rezepte

Vegetarisches mit reichlich Chrom

Tofupfanne mit Mais und Mandelbutter Für 4 Personen

400 g fester Tofu, 2 Knoblauchzehen, 3 EL helle Sojasauce, 1 TL Balsamicoessig, 1/2 El Honig, Saft und abgeriebene Schale von 1 unbehandelten Zitrone, 6 Pfefferkörner (grob zerdrückt), 2 Zwiebeln, 2 Stangen Lauch, 1–2 rote Chilischoten, 2 EL Sojaöl, 300 g Zuckermais (frisch oder tiefgekühlt), Pfeffer aus der Mühle, 20 g Butter, 50 g Mandelblättchen.

* Tofu in 1 cm große Würfel schneiden. Knoblauch schälen und in Stifte hobeln. In einer flachen Schüssel anrichten. Sojasauce, Essig, Honig, Zitronensaft und -schale sowie Pfefferkörner verrühren und darübergießen. Zudecken und einige Stunden – besser noch über Nacht – marinieren.
* Zwiebeln schälen, Lauch putzen und waschen, alles in feine Ringe teilen. Chilischoten längs halbieren, Kerne entfernen, Schoten gut auswaschen und sehr fein würfeln.
* Tofuwürfel aus der Marinade nehmen, gut abtropfen lassen. Marinade aufheben. Öl in der Pfanne erhitzen, Tofu kurz von jeder Seite darin anbraten, herausnehmen. Zwiebeln, Lauch, Chili und Mais in dem Bratfett unter ständigem Rühren andünsten. Mit der Marinade ablöschen und zugedeckt 7 Minuten garen. Tofu zufügen und mit Pfeffer würzen.
* Butter erhitzen, Mandelblättchen darin goldbraun rösten. Über das Tofugemüse geben.

Dazu Vollkornreis servieren.

Köstlicher Krustenbraten Für 4 Personen

200 g mittelfein geschrotete Gerste, 150 g mittelfein geschroteter Weizen, 40 g Butterschmalz, 1/2 TL Koriander, 1 TL Curry, 1/4 TL Kreuzkümmel, 1/2 l Gemüsebrühe (Würfel oder Instant), 2 Zwiebeln, 2 Stangen Lauch, 100 g grob gehackte Haselnüsse, 100 g geriebener Gouda, 2 Eier, jodiertes Speisesalz, Pfeffer aus der Mühle, 2 EL gehackte Kräuter, 2 hartgekochte Eier, 4 EL Vollmilch.

* Gersten- und Weizenschrot in 20 g erhitztem Butterschmalz anrösten. Mit Koriander, Curry und Kreuzkümmel würzen. Die Brühe dazugießen und unter Rühren aufkochen. Vom Herd nehmen und 20 Minuten quellen lassen.
* Zwiebeln schälen und würfeln. Lauch putzen, waschen und in feine Ringe schneiden. Das Gemüse im restlichen Fett kurz andünsten.
* Gemüse, Nüsse, Käse und Eier unter den Getreideteig rühren. Mit Salz, Pfeffer, und Kräutern abschmecken. Einen Laib formen. Der Länge nach eine Vertiefung drücken, die abgepellten Eier hintereinander hineinlegen und wieder gut mit Teig bedecken.
* Backofen auf 200 Grad vorheizen. Den Braten auf ein mit Backpapier ausgelegtes Blech legen, mit Milch bestreichen und 45 Minuten backen. Ofen ausschalten und den Braten 5 Minuten ruhen lassen. Dann in gleichmäßige Scheiben aufschneiden.

Dazu schmeckt eine kaltgerührte Tomatensauce aus pürierten Tomatenstückchen, Knoblauch und Basilikum und ein grüner Salat.

Crostini mit Tomate und Käsehaube Für 4 Personen

4 Scheiben Toastbrot (Weizenvollkorn), 4 EL Olivenöl, 1 kleine Zwiebel, 1 Knoblauchzehe, 1 Fleischtomate (ersatzweise 4 EL Tomatenwürfel aus der Dose), 1 Zweig Thymian, 2 Blättchen Salbei, jodiertes Speisesalz, Pfeffer aus der Mühle, 4 EL geriebener Gouda oder Edamer.

* Brotscheiben in 2 EL Öl in der Pfanne von jeder Seite kurz braten.
* Zwiebel und Knoblauchzehe schälen und fein würfeln. Tomate mit kochendem Wasser überbrühen, häuten, entkernen und das Fruchtfleisch grob hacken. Kräuter waschen und fein schneiden.
* Restliches Öl erhitzen, Zwiebel und Knoblauch andünsten, Tomatenwürfel zufügen, 2 Minuten dünsten, würzen und vom Herd nehmen.
* Gemüse auf die Brotscheiben verteilen, dick mit Käse bestreuen und unterm Grill überbacken.

Dazu schmeckt ein gemischter Blattsalat mit Sprossen.

Herzhaftes aus Fleisch – sehr eisenhaltig

Blutwurst mit sauren Linsen

Für 4 Personen

350 g Linsen (über Nacht einweichen), 1 kleine Stange Lauch, 1 mittelgroße Möhre, 1 Petersilienwurzel, 1/2 Sellerieknolle, 2 EL Balsamicoessig, jodiertes Speisesalz, 100 g durchwachsener Speck, 2 Zwiebeln, 1 Bund glatte Petersilie, 500 g frische Blutwurst.

* Eingeweichte Linsen mit Einweichwasser in einen Topf geben. Gemüse putzen, waschen und sehr klein schneiden. Zu den Linsen geben und alles aufkochen. Temperatur herunterschalten und bei milder Hitze 60 Minuten köcheln lassen. Mit Essig und Salz abschmecken.
* Speck würfeln und in einer beschichteten Pfanne auslassen. Zwiebeln schälen, hacken und zufügen. Petersilie waschen, trockentupfen, Blättchen von den Stielen zupfen und grob hacken.
* Speckzwiebeln mit Petersilie mischen und über die Linsen geben. Blutwurst in dem Speckfett anbraten.

Dazu Pellkartoffeln servieren.

Statt Blutwurst können Sie auch Leberwurst verwenden.

Täubchen mit Pilzen

Für 4 Personen

2 ausgenommene Tauben, jodiertes Speisesalz, Pfeffer aus der Mühle, 2 Kräutersträußchen (je 2 Stengel glatte Petersilie, 1 Lorbeerblatt, 1 Zweig Thymian), 40 g Butterschmalz, 1 Zwiebel, 50 g durchwachsener Speck, 0,1 l Geflügelfond (ersatzweise Geflügelbrühe aus Instant), 250 g Pfifferlinge, 250 g Champignons.

* Täubchen gut waschen, trockentupfen, innen und außen salzen und pfeffern. Jeweils ein Kräutersträußchen in die Vögel geben. Butterschmalz im Bräter erhitzen, Täubchen von allen Seiten darin leicht anbraten, zugedeckt bei mittlerer Hitze 10 Minuten schmoren lassen. Herausnehmen und warm halten.
* Zwiebel schälen und hacken, Speck fein würfeln. Beides im Bratfett bräunen. Mit Brühe ablöschen und etwas einkochen lassen.
* Pilze putzen, eventuell etwas zerkleinern und unter die Zwiebel-Speck-Mischung geben.

* Täubchen in den Bräter zurücklegen, mit der Gemüsemischung umlegen und zugedeckt bei milder Hitze 20 Minuten sanft schmoren lassen. Abschmecken.
Dazu schmecken Nudeln oder Reis, aber auch Buchweizen oder Hirse.

Das Gericht kann auch mit Stubenküken oder Wachteln zubereitet werden. Dann pro Person ein ganzes Stück berechnen.

Hirschgulasch nach Jägerart

Für 4 Personen

2 Zwiebeln, 1/4 Sellerieknolle, 40 g Butterschmalz, 600 g Hirschfleisch (aus der Keule), jodiertes Speisesalz, Pfeffer aus der Mühle, 1 kleines Lorbeerblatt, edelsüßes Paprikapulver, 200 g Champignons, 100 g Pfifferlinge, 150 g Steinpilze (oder 40 g getrocknete Pilze), 0,1 l Wildfond (aus dem Glas), 2 EL Wild- oder Schweineblut, 100 g saure Sahne, 1 Bund glatte Petersilie.

* Zwiebeln schälen und hacken. Sellerie schälen, waschen und in sehr kleine Würfel schneiden. Beides im erhitzten Butterschmalz andünsten. Hirschfleisch würfeln und zufügen. Unter Rühren kräftig von allen Seiten anbraten. Mit Salz, Pfeffer, zerriebenem Lorbeer und etwas Paprika würzen.
* Pilze säubern und etwas zerkleinern, zum Fleisch geben, mit dem Fond aufgießen und bei milder Hitze 30 Minuten garen. Das Blut unterrühren und nur noch bis kurz vor dem Siedepunkt erhitzen (darf nicht kochen). Mit der sauren Sahne abrunden und nochmals abschmecken.
* Petersilie waschen, trockentupfen, Blättchen von den Stielen zupfen und grob hacken. Unter das Gulasch heben.
Dazu reicht man breite Bandnudeln oder Kartoffelkroketten.

Fischgerichte mit viel Fluorid

Chinesische Fischpfanne Für 4 Personen

Je 200 g frisches Lachs-, Heilbutt- und Thunfischfilet, 20 g Zitronengras (ersatzweise Zitronenmelisse), 1 frische rote Chilischote, 1 Zweig frisches Koriandergrün (gibt's in Töpfen), 1 Limette oder kleine Zitrone, jodiertes Speisesalz, 25 g getrocknete Wolkenohrpilze (Mu-Err-Pilze), 125 g Champignons, 100 g frische Shiitake-Pilze, 1/2 kleiner Chinakohl, 1 kleine Stange Lauch, 1 mittelgroße Möhre, 4–5 EL Sesamöl, 3–4 EL Sojasauce, 3–4 Tropfen Tabasco, Pfeffer aus der Mühle, 125 g frische Sojabohnensprossen.

* Fischfilets in gleichmäßig kleine Stücke schneiden. Zitronengras (nur das dicke Ende) kleinschneiden. Chili längs halbieren, Kerne entfernen, Schote auswaschen und in sehr feine Würfel teilen. Koriander waschen, trockentupfen, Blättchen von den Stielen zupfen und hacken. Alles über die Fischstücke streuen. Mit ausgepreßtem Zitronensaft beträufeln und mit etwas Salz bestreuen. Vorsichtig durchmischen und zugedeckt mindestens 40 Minuten ziehen lassen.
* Wolkenohrpilze mit kochendem Wasser übergießen und 30 Minuten quellen lassen.
* Frische Pilze putzen, kleine ganz lassen, größere vierteln. Gemüse putzen und waschen. Chinakohl in breite Streifen schneiden. Lauch und Möhre schräg in 1 cm breite Scheiben schneiden. Getrennt jeweils 2 Minuten blanchieren.
* Die Hälfte des Öls in einer großen tiefen Pfanne erhitzen – noch besser eignet sich ein Wok – und den Fisch unter Rühren 2 Minuten darin anbraten. Herausnehmen, restliches Öl zufügen, Möhren und Lauch kurz darin dünsten.
* Wolkenohrpilze in ein Sieb schütten, Pilzfond auffangen. Pilze in breite Streifen schneiden und zum Gemüse geben. 3 Minuten dünsten. Mit der Pilzflüssigkeit aufgießen. Frische Pilze zufügen, 5 Minuten dünsten.
* Mit Sojasauce, Tabasco und Pfeffer würzen. Sprossen untermischen. Nochmals abschmecken. Den Fisch obenauf legen und nur durch leichtes Schütteln der Pfanne nochmals kurz erhitzen.

Dazu reicht man am besten Reis.

Die Fischpfanne läßt sich auch mit anderen Fischen, zum Beispiel mit Rotbarsch, Kabeljau, Lotte (Seeteufel), Scholle und Makrele, zubereiten.

Aal in Morchelrahm

Für 4 Personen

800 g frischer Aal (ersatzweise Meeraal), Saft von 1 Zitrone, jodiertes Speisesalz, Mehl zum Bestäuben, 40 g Butter, 2 kleine Zwiebeln oder Schalotten, 2 EL trockener Weißwein, 0,2 l Fischfond (aus dem Glas), 100 g frische Spitzmorcheln (oder 30 g getrocknete), 1 TL Mehlbutter (Butter und Mehl zu gleichen Teilen verknetet), 100 g Crème fraîche, 1 TL frischer gehackter Kerbel.

* Aal vom Fischhändler küchenfertig vorbereiten lassen, also ausgenommen und gehäutet. Fisch gleichmäßig in etwa 5 cm große Stücke schneiden. Mit Zitronensaft beträufeln, mit Salz würzen und mit etwas Mehl bestäuben.
* Hälfte der Butter erhitzen. Zwiebeln schälen und würfeln. Die Hälfte davon in der Butter glasig dünsten. Aalstücke zufügen und unter Rühren rundum 2 Minuten anbraten. Mit Wein und Fischfond angießen und bei milder Hitze 10 Minuten ziehen lassen.
* Restliche Zwiebeln in restlicher erhitzter Butter glasig dünsten. Morcheln putzen, waschen und etwas zerkleinert zufügen. Alles 3 Minuten dünsten.
* Aalstücke aus der Pfanne nehmen und in Alufolie warm halten. Den Fond aufkochen, Mehlbutter unterrühren und mit Crème fraîche abrunden. Morcheln zufügen, 2 Minuten ziehen lassen. Aalstücke unterheben und mit Kerbel verfeinern.

Dazu Pellkartoffeln und grünen Salat reichen.

Makrelen mit Kräutern

Für 4 Personen

4 frische Makrelenfilets (vom Fischhändler vorbereiten lassen), Saft von 1 Zitrone, jodiertes Speisesalz, 3 Scheiben Toastbrot (Weizenvollkorn), je 2 Zweige Thymian, Basilikum, Majoran und glatte Petersilie, 40 g Butter, 1–2 EL Olivenöl, 1 EL mittelscharfer Senf, Pfeffer aus der Mühle, etwas Butter für die Form, 1 Tasse Fischfond (aus dem Glas).

* Makrelenfilets mit Zitronensaft beträufeln und salzen.
* Brotscheiben entrinden und zerkleinern. Kräuter waschen, trockentupfen, Blättchen von den Stielen zupfen. Alles im Mixer pürieren. Mit der Hälfte der Butter sowie Öl und Senf verrühren. Mit Pfeffer würzen.
* Eine feuerfeste flache Form ausbuttern, Fischfilets hineinlegen. Mit der Kräuterpaste dick bestreichen. Restliche Butter dickflüssig schmelzen und die Fische damit beträufeln. Mit dem Fond angießen und im vorgeheizten Backofen 7 Minuten garen.

Meeresfrüchte einmal anders – und mit viel Jod

Bouillabaisse Für 4–6 Personen

1,5 kg Seefische (Kabeljau, Heilbutt, Seeteufel, Meeraal), 1 kg Krustentiere (Shrimps, Riesengarnelen), 500 g Miesmuscheln, 2 große Zwiebeln, 2 Fleischtomaten, 6 Knoblauchzehen, 1 Kräutersträußchen (1 Zweig Thymian, Fenchelgrün, 1 Lorbeerblatt), 1 Stückchen ungespritzte Orangenschale, 0,2 l Olivenöl, jodiertes Speisesalz, Pfeffer aus der Mühle, 1 Msp Safran, 4–6 Scheiben Toastbrot (Weizenvollkorn), 1 Bund glatte Petersilie (gehackt).

* Fisch vom Fischhändler vorbereiten und die Abfälle mitgeben lassen. Fischstücke waschen, trockentupfen und in gleich große Stücke teilen.
* Fischabfälle gut waschen. Zwiebeln schälen und grob würfeln. Tomaten mit kochendem Wasser übergießen, häuten, entkernen. Knoblauch schälen und auspressen. Alles in einen großen Topf geben. Kräutersträußchen und Orangenschale zufügen, mit Öl beträufeln, mit Salz, Pfeffer und Safran würzen und mit reichlich Wasser aufgießen. Bei mittlerer Hitze 45 Minuten köcheln lassen. Durch ein Sieb gießen und die Zutaten kräftig ausdrücken.
* Brühe erneut aufkochen, Hitze reduzieren und zuerst die gut gesäuberten Muscheln darin garen, herausnehmen und warm halten. Dann nacheinander das feste Fischfleisch 7 Minuten garen, das zartere Fleisch und die Krustentiere weitere 5 Minuten ziehen lassen. Insgesamt darf die Garzeit nicht mehr als 15 Minuten betragen.
* Fischstücke und Krustentiere aus der Brühe nehmen. Krustentiere zerteilen. Zusammen mit Fisch und Muscheln auf einer vorgewärmten Platte anrichten. Eine Schüssel oder Suppenterrine mit den Brotscheiben auslegen, Brühe darübergießen. Suppe und Fisch jeweils mit Petersilie bestreuen und zusammen servieren.

Tempura: Meeresfrüchte und Gemüse in knusprigem Teig Für 4–6 Personen

700 g Gemüse (Brokkoli, Champignons, Fenchel, Okra, Auberginen, Frühlingszwiebeln), jodiertes Speisesalz, 400 g festes Seefischfleisch (Rotbarsch, Makrele, Kabeljau), 200 g Jacobsmuschelfleisch (Tk), 4–6 Riesengarnelen, Saft von 1 Zitrone, 4–5 EL Sojasauce, Saft von 1/2 Limette, 1 Stückchen frische Ingwerwurzel, 1 Chilischote, 1,5 l Pflanzenfett zum Fritieren, 4 Eiswürfel, Mehl zum Bestäuben, 1 Ei, 125 g Kichererbsenmehl (ersatzweise Weizenvollkornmehl), Pfeffer aus der Mühle.

* Gemüse putzen und waschen. Brokkoli in Röschen teilen. Kleine Pilze ganz lassen. Fenchel längs halbieren. Auberginen in Scheiben schneiden, mit etwas Salz bestreuen, nach 30 Minuten das ausgetretene Wasser abgießen. Frühlingszwiebeln in etwa 10 cm lange Stücke schneiden und längs halbieren.
* Fischfilet in gleich große Stücke teilen. Muscheln auftauen. Garnelen bis auf das Schwanzende schälen. Alles mit Zitronensaft beträufeln.
* Sojasauce mit Limettensaft verrühren. Ingwer schälen und hacken. Chili putzen, längs halbieren, Kerne entfernen und in sehr kleine Würfel schneiden. Beides unter die Sauce mischen.
* Fett in einem breiten hohen Topf erhitzen, am besten in einer Friteuse. Gemüse, Fisch, Muscheln und Garnelen mit etwas Mehl bestäuben.
* Eiswürfel mit 3/8 l Wasser vermischen und das Eis im Wasser schmelzen lassen. In eine Schüssel gießen, das Ei hineinschlagen und Mehl darübersieben. Mit dem Schneebesen kurz verschlagen, mit Pfeffer würzen. 5 Minuten quellen lassen.
* Backofen auf 150 Grad vorheizen. Ein Haarsieb in eine Schüssel hängen und neben den Fritiertopf stellen.
* Nach und nach Gemüse und Meeresfrüchte durch den Teig ziehen (ist der Teig zu dick, noch etwas Eiswasser zufügen) und sofort in dem siedenden Fett jeweils 3 Minuten ausbacken. Immer nur so viele Stücke ins Fett geben, daß sie bequem nebeneinander Platz haben. Fertiggebackene Stücke auf dem Sieb abtropfen lassen. Dann auf Küchenkrepp nochmals das Fett aufsaugen lassen. Im Ofen auf einem Backblech warm halten.
* Das Tempura mit der Sauce als Dip servieren.

Garnelen im Gemüsebett — Für 4 Personen

16 Riesengarnelen, 4–5 EL Olivenöl, 2 EL doppelt starkes Tomatenmark, 1 Schuß Sherry (medium), 2 Zweige Estragon, 1 Msp Safran, 2 Bund Suppengrün (ersatzweise 300 g Tk-Suppengemüse), 1 Knoblauchzehe, jodiertes Speisesalz, 1 Bund glatte Petersilie.

* Garnelen bis auf das Schwanzende schälen. Schalen gut waschen und abtropfen lassen. 2 EL Öl erhitzen, Schalen von allen Seiten darin kräftig anbraten. Tomatenmark, Sherry, 1 Zweig Estragon und Safran zufügen. Mit 3/8 l Wasser aufgießen und zugedeckt 20 Minuten bei milder Hitze köcheln lassen. Den Sud durch ein Sieb gießen und beiseite stellen.

* Suppengrün putzen, waschen und in kleine Würfel schneiden. Garnelen in dem restlichen erhitzten Öl 1 Minute braten. Herausnehmen und die Gemüsewürfel in dem Bratfett andünsten. Knoblauchzehe schälen und in einer Presse darüber ausdrücken. Restlichen Estragon zufügen. Mit Garnelensud aufgießen und 5 Minuten köcheln lassen. Garnelen auf dem Gemüse verteilen und zugedeckt 2 Minuten ziehen lassen.
* Petersilie waschen, trockentupfen, Blättchen von den Stielen zupfen, grob hacken und über das fertige Gericht streuen.
Dazu schmeckt Safranreis.

Salate und Rohkost als Vorspeise, Abendimbiß oder Zwischenmahlzeit – besonders kaliumreich

Sellerie-Apfelrohkost mit Rosinen und Nüssen

Für 4 Personen

1 kleiner Knollensellerie, 1 Apfel (Boskop oder Delicious), Saft von 1 Zitrone, 2 EL Rosinen, 2 EL Walnußkerne, 100 g süße Sahne, jodiertes Speisesalz, Pfeffer aus der Mühle, 1 Msp Honig, 1 Kästchen Kresse.

* Sellerie schälen, waschen, vierteln und auf einer Rohkostreibe grob raffeln. Apfel waschen, vierteln, entkernen und ebenfalls raspeln. Mit Sellerie mischen und mit Zitronensaft beträufeln.
* Rosinen in etwas heißem Wasser einweichen. Walnüsse grob hacken. Sahne mit einer Prise Salz, Pfeffer und Honig verrühren und über die Rohkost ziehen. Gut abgetropfte Rosinen und Nüsse zufügen und vermischen. Kresse abschneiden und darüberstreuen.

> Essen Sie Rohkost vor den gekochten Speisen. So werden die wertvollen Vital- und Ballaststoffe leichter vom Körper aufgenommen.

Kräutersalat mit Himbeervinaigrette

Für 4 Personen

100 g Rucola (Salatrauke), 100 g Löwenzahn, 50 g Sauerampfer, 50 g Brunnenkresse, 1/2 kleine Salatgurke, 1 Schalotte oder sehr kleine Zwiebel, 50 g frische oder Tk-Himbeeren (ungezuckert), 2 EL Rotweinessig, 1 Msp Senf, 3 EL Traubenkernöl, jodiertes Speisesalz, Pfeffer aus der Mühle, 1 Msp Honig, 1 Handvoll frische Kapuzinerkresse .

* Rucola, Löwenzahn, Sauerampfer und Kresse waschen, trockenschwenken, in mundgerechte Stücke teilen. Gurke dünn schälen, halbieren, entkernen und das Fruchtfleisch in Scheibchen schneiden. Alles mischen.
* Schalotte schälen, fein würfeln und mit den Himbeeren im Mixer verrühren. Durch ein Sieb streichen, mit Essig, Senf und Öl vermischen. Mit Salz, Pfeffer und Honig abschmecken. Über den Salat träufeln und mit den gewaschenen Blüten bestreuen.

Brokkolisalat — Für 4 Personen

750 g Brokkoli, 2 Zwiebeln, 2 Knoblauchzehen, 2 EL Sesamöl, 3 EL Sojaöl, 1/2 TL Curcuma (Gelbwurz), 3 EL Weißweinessig, jodiertes Speisesalz, Pfeffer aus der Mühle, 4 EL Sesamsamen.

* Brokkoli putzen, waschen und in Röschen teilen. Dicke Stämme schälen und in Scheiben schneiden. Das Gemüse 1–2 Minuten blanchieren und gut abtropfen lassen.
* Zwiebeln und Knoblauch schälen. Zwiebeln in feine Ringe teilen, Knoblauch hacken. 1 EL Sesam- und 2 EL Sojaöl erhitzen. Zwiebel-Knoblauch-Gemisch darin hellbraun rösten. Mit Curcuma bestreuen.
* Restliches Öl über den Brokkoli geben und alles gut durchschwenken. Essig, etwas Salz und Pfeffer zufügen. Mit der Zwiebel-Knoblauch-Mischung bedecken.
* Sesamsamen in einer Pfanne ohne Fettzugabe goldbraun rösten und zum Schluß über den Salat streuen.

Rettich-Radieschen-Rohkost — Für 4 Personen

1 kleiner weißer Rettich, jodiertes Speisesalz, 1 Bund Radieschen, 1 Handvoll Radieschensprossen, 2 EL Weißweinessig, Pfeffer aus der Mühle, 1 Msp Honig, 4 EL Traubenkernöl (oder kaltgepreßtes Olivenöl), 10 Haselnußkerne.

* Rettich putzen, dünn schälen und in hauchdünne Scheiben schneiden. Mit etwas Salz bestreuen und ziehen lassen. Radieschen putzen, waschen (zarte Radieschenblätter beiseite legen) und hobeln. Sprossen kalt abbrausen und abtropfen lassen. Rettich abtropfen lassen. Alles auf einer Platte anrichten.
* Essig mit Pfeffer, Honig und Öl verrühren. Über die Rohkost träufeln. Mit gehackten Haselnüssen und Radieschenblättern garnieren.

Radieschensprossen gibt's im Reformhaus oder in Bioläden. Oder Sie »züchten« sie selbst (Seite 117).

Gurkensalat mit Sprossen

Für 4 Personen

1 Salatgurke, 1/2 kleiner Eisbergsalat, 100 g saure Sahne, Saft von 1 Zitrone, 1 Bund Dill, jodiertes Speisesalz, Pfeffer aus der Mühle, 1 Msp Honig, 2 EL Olivenöl, 100 g Linsensprossen, 1 EL Balsamicoessig.

* Gurke dünn schälen und in feine Scheiben hobeln. Salat waschen, trockenschleudern und in mundgerechte Stücke teilen. Beides mischen.
* Sahne mit Zitronensaft verrühren. Dill waschen, trockentupfen und sehr fein schneiden. Zur Sahne geben und mit Salz, Pfeffer und Honig abschmecken. Über den Salat ziehen.
* Öl in einer Pfanne leicht erhitzen. Linsensprossen unter Rühren darin kurz andünsten. Mit Essig ablöschen und sofort über den Salat geben.

Wie man Linsen zum Keimen bringt, lesen Sie auf Seite 117.

Italienischer Bohnensalat

Für 4 Personen

300 g getrocknete große weiße Bohnen, 3–4 frische Salbeiblätter, 4 Knoblauchzehen, jodiertes Speisesalz, 500 g reife Tomaten, 2 Zwiebeln, 1 Bund glatte Petersilie, 6–7 EL Olivenöl, 2–3 EL Balsamicoessig, weißer Pfeffer aus der Mühle.

* Bohnen über Nacht in 2 l Wasser einweichen, Salbeiblätter hinzufügen. Knoblauchzehen abziehen, zwei halbieren und zu den Bohnen geben. Alles im Einweichwasser zum Kochen bringen und bei mittlerer Hitze 70–80 Minuten garen. Nach 1 Stunde die Bohnen etwas salzen. Sind sie weich, das Kochwasser abgießen und die Bohnen auskühlen lassen, Salbei und Knoblauch entfernen.
* Tomaten häuten und entkernen. Das Fruchtfleisch würfeln. Zwiebeln schälen, vierteln und in dünne Scheiben schneiden. Die Petersilie waschen, trockentupfen und die Blättchen von den Stielen zupfen. Alles mit den Bohnen vermischen.
* Aus den restlichen Zutaten mit etwas Salz eine Marinade rühren. Zwei Knoblauchzehen sehr fein hacken und hinzufügen. Über den Salat gießen und gut durchziehen lassen.

Gerichte aus Käse und Milch sorgen für viel Kalzium

Béchamelkartoffeln

Für 4 Personen

1 kg Kartoffeln (überwiegend festkochend), 60 g Butter, 75 g Weizenmehl (Type 550), 1 l Vollmilch, 1 Zwiebel, 2 Gewürznelken, 1 Lorbeerblatt, Muskatnuß, jodiertes Speisesalz, 100 g gewürfelter Frühstücksspeck, 1 Bund Brunnenkresse.

* Kartoffeln abbürsten, waschen und kochen. Abgießen, pellen und in Scheiben schneiden.
* Butter schmelzen, Mehl zufügen und unter Rühren hell anschwitzen. Topf vom Herd nehmen. Milch aufkochen und sofort unter die Mehlschwitze rühren. Topf wieder auf den Herd stellen und alles unter ständigem Rühren erhitzen. Zwiebel schälen, mit Nelken und Lorbeer spicken und zufügen. Bei milder Hitze 20–25 Minuten köcheln lassen. Durch ein Sieb streichen, mit geriebener Muskatnuß und Salz abschmecken.
* Speck in einer beschichteten Pfanne kurz erhitzen und zusammen mit den Kartoffelscheiben unter die Sauce mischen.
* Brunnenkresse waschen, trockentupfen, Blättchen von den Stielen zupfen. Kurz vor dem Servieren unter die Kartoffeln mischen.

Dazu schmeckt ein Salat oder eine Rohkost.

Milch-Fritten

Für 4 Personen

6 Scheiben Toastbrot (Weizenvollkorn), 1 Ei, 3/8 l Vollmilch, jodiertes Speisesalz, Pfeffer aus der Mühle, Muskatnuß, 100 g Kokosraspel, Butterschmalz zum Ausbacken.

* Brotscheiben in fingerdicke Streifen schneiden.
* Ei mit Milch verquirlen, mit einer Prise Salz, etwas Pfeffer und geriebener Muskatnuß würzen. Über die Brotstreifen gießen und kurz ziehen lassen.
* Gut abgetropft in Kokosraspel wälzen und in erhitztem Butterschmalz goldbraun braten.

Diese Fritten sind eine knusprige Beilage zu Suppen und Salaten, zu Ragouts und Braten, aber auch solo ein leckerer Knabbersnack für jung und alt.

Kefir-Parfait mit Kräutern Für 4 Personen

1/2 l Kefir (3,5 % Fett), 6 Blatt weiße Gelatine, 125 g süße Sahne, 100 g gehackte Kräuter (Schnittlauch, Basilikum, glatte Petersilie, Dill, Kerbel, Kresse), jodiertes Speisesalz, Pfeffer aus der Mühle, Muskatnuß, Zitronensaft.

* 4 EL Kefir erwärmen. Gelatine einweichen, gut ausdrücken und im Kefir auflösen. Unter den restlichen Kefir rühren und in den Kühlschrank stellen.
* Sahne sehr steif schlagen. Beginnt die Kefirmasse zu gelieren, Sahne und Kräuter unterheben. Mit Salz, Pfeffer, einem Hauch geriebener Muskatnuß und einigen Tropfen Zitronensaft abschmecken. In eine Terrinenform füllen und im Kühlschrank erstarren lassen – am besten über Nacht.

Das Parfait ist eine herrliche Erfrischung an heißen Tagen. Kombiniert mit Salat und Sprossen und einer Kräuter-Vinaigrette eignet es sich auch als leichter Mittags- oder Abendimbiß.

Kartoffelgratin Für 4 Personen

600 g Kartoffeln (überwiegend festkochend), Butter für die Form, 1/2 l Vollmilch, 60 g Butter, 125 g Sahne, jodiertes Speisesalz, Pfeffer aus der Mühle, 50 g geriebener Greyerzer (oder Emmentaler).

* Kartoffeln waschen, schälen und in hauchdünne Scheiben hobeln. Unter kaltem Wasser abspülen und mit einem Tuch trockentupfen. Milch über die Kartoffelscheiben gießen und 30 Minuten kühl stellen.
* Eine flache feuerfeste Auflaufform mit 20 g Butter ausfetten. Milch abgießen und die Hälfte der Milch mit Sahne verrühren. Mit etwas Salz und Pfeffer würzen.
* Kartoffeln in die Form schichten, dabei jede Schicht leicht salzen, pfeffern und mit kleinen Butterflocken belegen. Zum Schluß die Milch-Sahne-Mischung darübergießen. Die Scheiben sollen knapp mit Flüssigkeit bedeckt sein – eventuell noch mit Milch auffüllen.
* Käse über die Kartoffeln streuen und im vorgeheizten Backofen bei 180 Grad 40–45 Minuten backen, bis die Oberfläche eine goldbraune Farbe hat.

Dieses Gratin ist eine leckere Beilage zu magerem Fleisch oder Geflügel. Kombiniert mit einem gemischten Salat der Saison kann es auch ein vollständiges Gericht sein (dann größere Mengen nehmen).

Im Ofen gebackene Kartoffeln sind eine leckere Beilage. Die bekannte Folienkartoffel läßt sich auch mit Käse prima abwandeln: Mehligkochende Kartoffel in Folie wickeln, im Ofen backen. Folie öffnen, Kartoffel einschneiden und mit einem Stückchen Butter und einer Scheibe Käse belegen. Kurz übergrillen – fertig.

Feines aus Innereien – reich an Kobalt

Putenleber „Berliner Art" Für 4 Personen

400 g Putenleber, 2–3 Zwiebeln, 1 großer säuerlicher Apfel, Saft von 1 Zitrone, 40 g Butter, jodiertes Speisesalz, Pfeffer aus der Mühle, 1 TL frische Majoranblättchen, 4 EL saure Sahne.

* Leber von Häutchen und Fett säubern und in ihre natürlich gewachsenen Stücke zerteilen. Kurz abspülen und mit Küchenkrepp trockentupfen.
* Zwiebeln schälen und in feine Ringe schneiden. Apfel schälen, vierteln, Kerngehäuse entfernen, in Scheibchen teilen und sofort mit Zitronensaft beträufeln.
* 20 g Butter erhitzen, die Leber darin rundum 3 Minuten braten. Salzen und pfeffern, aus der Pfanne nehmen und in Alufolie warm halten.
* Restliche Butter in die Pfanne geben, Zwiebel- und Apfelscheiben darin goldbraun braten. Majoranblättchen und Leberstücke zufügen.
* Auf vorgewärmte Teller geben und jede Portion mit einem Klacks saurer Sahne krönen.

Dazu schmeckt getoastetes Graubrot, Kartoffelbrei oder Bandnudeln und Feldsalat mit frischen Kräutern.

Das Gericht läßt sich auch mit Kalbs-, Schweine- oder Rinderleber zubereiten. Dann statt Majoran Salbei verwenden.

Gegrilltes Kalbsherz

Für 4 Personen

1 Zwiebel, 1 Gewürznelke, 1 Lorbeerblatt, 1/4 l Rotweinessig, 1/2 TL Balsamicoessig, 800 g Kalbsherz (rechtzeitig beim Schlachter bestellen), 1 Bund Schnittlauch, 1 Bund glatte Petersilie, 2 Salbeiblättchen, 3–4 EL Sonnenblumenöl, 1 Knoblauchzehe, jodiertes Speisesalz, Pfeffer aus der Mühle.

* Zwiebel schälen und mit Nelke und Lorbeerblatt spicken. Wein- und Balsamicoessig mit 1/4 l Wasser vermischen und aufkochen. Zwiebel zufügen und alles 10 Minuten ziehen lassen. Vom Herd nehmen und abkühlen lassen.
* Kalbsherz längs halbieren, von Häuten, Fett und Sehnen befreien, abspülen und trockentupfen. Kräuter waschen, fein hacken, zusammen mit dem Herz in den Essigsud geben, zudecken und einige Stunden – am besten über Nacht – marinieren.
* Herz aus der Marinade nehmen, Sud durch ein feines Haarsieb abgießen und auffangen. Zwiebel entfernen, Lorbeer zerkleinern und zusammen mit den Kräutern im Öl verrühren. Knoblauch schälen, durch eine Presse drücken und dazugeben.
* Herz salzen und pfeffern, mit dem Kräuteröl bestreichen und 20 Minuten in den vorgeheizten Backofen geben oder grillen. Dann in Alufolie wickeln und 5 Minuten ziehen lassen. Anschließend in feine Streifen schneiden.

Dazu schmeckt Erbsengemüse und Knoblauchbrot aus dem Ofen.

Zungenragoutsülze mit Walnußsauce

Für 4 Personen

1 Kalbszunge (rechtzeitig beim Schlachter bestellen), 1 Zwiebel, 1 Lorbeerblatt, 1 Gewürznelke, 1 mittelgroße Möhre, 1 mittelgroße Petersilienwurzel, 1 kleine Stange Lauch, 10 Blatt weiße Gelatine, 2 EL Rotweinessig, 1/2 TL Balsamicoessig, jodiertes Speisesalz, Pfeffer aus der Mühle, Muskatnuß, 1/2 Bund glatte Petersilie, 100 g Sahnejoghurt, 30 g Walnußkerne, 1/2 TL Zitronensaft, 2 EL steif geschlagene Sahne.

* Zunge kurz abspülen. Zwiebel schälen, mit Lorbeer und Nelke spicken und mit der Zunge in einen Topf geben. Knapp mit kaltem Wasser bedecken, aufkochen lassen, abschäumen und bei milder Hitze 90 Minuten garen.
* Zunge herausnehmen, mit eiskaltem Wasser abschrecken und häuten. Den Fond auf die Hälfte einkochen lassen.

* Möhre, Petersilienwurzel und Lauch putzen, waschen und in gleich große Würfel oder Stücke schneiden. Jedes Gemüse 5 Minuten blanchieren.
* Zunge in dicke Scheiben schneiden und abwechselnd mit dem Gemüse in eine kleine Kastenform geben.
* Gelatine in kaltem Wasser einweichen, ausdrücken. Den Fond durch ein Sieb gießen, mit Essig, Salz, Pfeffer und geriebener Muskatnuß würzen. Gelatine zufügen und in der noch warmen Flüssigkeit unter Rühren auflösen.
* Petersilie waschen, trockentupfen, Blättchen von den Stielen zupfen und auf die Sülzmasse legen. Mit der Aspikflüssigkeit übergießen und im Kühlschrank erstarren lassen.
* Joghurt verrühren. Nüsse fein mahlen und unterrühren. Mit 1 Prise Salz, Pfeffer und etwas Zitronensaft abschmecken. Zum Schluß die Schlagsahne unterheben.
* Sülze in Scheiben schneiden und mit der Sauce anrichten.
Dazu schmecken krosse Bratkartoffeln.

Die Sülze läßt sich auch gut als portionierte Tellersülze reichen. Dann das Gericht entsprechend auf vier tiefe Teller verteilen.

Kerngesundes Getreide – kupferreich

Grünkernrisotto mit Gemüse Für 4 Personen

2 Zwiebeln, 3–4 EL Erdnußöl, 300 g Grünkern (ganzes Korn), 1 l Gemüsebrühe (Instant), je 1 kleine rote und gelbe Paprikaschote, 1 Zucchini, 1 mittelgroße Möhre, 1 Bund Frühlingszwiebeln, 40 g Butter, 3–4 EL helle Sojasauce, Pfeffer aus der Mühle, 100 g saure Sahne, 1 Bund glatte Petersilie, etwas frischer Kerbel, 2 EL grob gehackte Walnüsse.

* Zwiebeln schälen und hacken. Im erhitzten Öl glasig dünsten. Grünkern zufügen und unter Rühren anbraten. Mit 1/4 l Brühe ablöschen und unter Rühren einkochen. Wieder mit 1/4 l Brühe auffüllen und einkochen lassen. Die restliche Brühe dazugießen und zugedeckt bei milder Hitze 30–35 Minuten ausquellen lassen.
* Gemüse putzen, waschen und in kleine Würfel schneiden. In der erhitzten Butter andünsten. Mit Sojasauce ablöschen und zugedeckt bei milder Hitze 10 Minuten garen. Unter den Grünkern mischen,

mit Pfeffer würzen, mit Sahne abrunden und offen 5–7 Minuten köcheln lassen.
* Petersilie und Kerbel waschen, trockentupfen, Blättchen von den Stielen zupfen und hacken. Mit den Nüssen unter das fertige Risotto rühren.

Zu diesem Risotto kann man gegrillte Puten- oder Hühnerschnitzel reichen. Es schmeckt aber auch für sich allein – zum Beispiel kombiniert mit Salat.

Buchweizen mit gebratener Leber Für 4 Personen

1 Zwiebel, 2 Knoblauchzehen, 350 g Tomaten, 40 g Butter, 4 EL Sonnenblumenöl, 350 g Buchweizen (ganzes Korn), 3/4 l Gemüsebrühe, 300 g frischer Spinat, jodiertes Speisesalz, Pfeffer aus der Mühle, Muskatnuß, 2 Frühlingszwiebeln, 150 g Rinderleber, 2 EL geschälte Sonnenblumenkerne.

* Zwiebel und Knoblauchzehen schälen und hacken. Tomaten häuten, entkernen und würfeln.
* Butter und 2 EL Öl erhitzen. Zwiebel, Knoblauch und Buchweizen darin andünsten. 1/4 l Brühe zufügen und unter Rühren einkochen lassen. Tomaten unterrühren und mit der restlichen Brühe auffüllen. Bei milder Hitze 20 Minuten garen.
* Spinat waschen, verlesen und 2 Minuten blanchieren. Gut ausdrücken und grob hacken. Mit Salz, Pfeffer und etwas geriebener Muskatnuß würzen.
* Frühlingszwiebeln putzen, waschen und in feine Ringe teilen. Leber säubern und in Streifen schneiden. Beides im restlichen Öl 2 Minuten braten.
* Spinat unter den Buchweizen geben und heiß werden lassen. Leber-Zwiebel-Mischung zufügen.
* Sonnenblumenkerne in einer beschichteten Pfanne ohne Fettzugabe goldbraun rösten und zum Schluß über den Buchweizen streuen.

Safranrisotto mit Pilzen — Für 4 Personen

40 g getrocknete Steinpilze, 1 Zwiebel, 1 Knoblauchzehe, 5 EL Olivenöl, 40 g Butter, 300 g Vollkornreis (rund), 0,1 l trockener Weißwein, 3/4 l Hühnerbrühe (Instant), 1 gehäufte Msp Safran, jodiertes Speisesalz, Pfeffer aus der Mühle, 200 g Champignons, 5 getrocknete Rosmarinnadeln, je 1 Zweig Thymian und Majoran, 1 Bund glatte Petersilie, 50 g frisch geriebener Parmesan.

* Steinpilze in lauwarmem Wasser einweichen. Zwiebel und Knoblauch schälen und fein würfeln.
* 3 EL Öl und 20 g Butter erhitzen. Zwiebel, Knoblauch und Reis darin andünsten, bis der Reis leicht glänzt.
* Pilze in ein Sieb geben, Einweichwasser auffangen. Pilze zum Reis geben und kurz erhitzen. Mit Weißwein ablöschen und unter Rühren einkochen lassen.
* Hühnerbrühe mit dem Pilzwasser mischen und nach und nach zum Reis geben. Zwischendurch immer wieder einkochen lassen. Safran untermischen, mit Salz und Pfeffer würzen und den Reis bei milder Hitze 30 Minuten ausquellen lassen.
* Champignons putzen und blättrig schneiden. Im restlichen Öl anbraten, Rosmarin zufügen, mit etwas Salz und Pfeffer würzen. Kräuter waschen, trockentupfen, fein hacken und zu den Pilzen geben. Mit der restlichen Butter und dem Käse unter den Reis mischen.

Dazu nur grünen Salat reichen.

Magnesiumreiches zum Frühstück, zu Mittag oder am Abend

Müsli — Für 4 Personen

8 EL gekeimte Weizenkörner (siehe Seite 117), 100 g kernige Haferflocken, 12 EL Cornflakes, 1 großer Apfel, 200 g Beeren (Erdbeeren, Himbeeren, Brombeeren), 1 Banane, 2 EL Rosinen, 50 g grob gehackte Haselnüsse, 1/2 l Vollmilch, 1 EL Honig.

* Weizenkörner, Haferflocken, Cornflakes in einer Schüssel mischen.
* Apfel gut waschen, vierteln, entkernen und in Scheibchen schneiden. Beeren waschen und verlesen, gut abtropfen lassen. Banane schälen und in Scheiben schneiden. Rosinen kurz in warmem Wasser waschen und abgießen. Die Früchte zu den Flocken geben. Mit den Nüssen bestreuen.
* Milch mit Honig verquirlen und zum Müsli reichen.

Hirse-Weizen-Pfannküchlein mit Gemüse Für 4 Personen

50 g Weizenkörner, 50 g Hirse, 50 g gehackte Walnüsse, 1 Ei, 2 EL Weizenvollkornmehl, 1 EL geriebener Parmesan oder Emmentaler, jodiertes Speisesalz, Pfeffer aus der Mühle, Muskatnuß, 1 Bund glatte Petersilie, je 150 g junge Möhren, Zuckererbsenschoten, Brokkoli, grüner Spargel und weiße Rübchen, 40 g Butterschmalz, etwas frischer Kerbel und Koriandergrün.

* Weizen über Nacht einweichen (oder keimen lassen, dann muß man ihn nicht vorkochen).
* Abgetropften Weizen mit Wasser bedecken und 15 Minuten kochen. Hirse in einem Sieb kalt abspülen, mit knapp 1/4 l kaltem Wasser zum Kochen bringen. Bei milder Hitze 15 Minuten ausquellen lassen.
* Getreide mit Nüssen, Ei, Mehl und Käse verrühren. Mit Salz, Pfeffer und etwas geriebener Muskatnuß würzen. Petersilie waschen, trockentupfen, Blättchen von den Stielen zupfen, fein hacken und unter den Getreideteig geben.
* Gemüse putzen, waschen und in mundgerechte Stücke teilen. Entweder 2–3 Minuten blanchieren oder in einem Siebeinsatz über kochendem Wasser dämpfen.
* Butterschmalz in einer Pfanne erhitzen, mit einem Eßlöffel kleine Teighäufchen hineinsetzen, flachdrücken und bei milder Hitze von jeder Seite goldbraun backen.
* Kerbel und Koriander waschen, fein hacken und über das fertige Gemüse streuen. Dazu die Pfannküchlein servieren.

Warmer Linsensalat Für 4 Personen

100 g kleine grüne Linsen, 1 Kräutersträußchen (je 1 Zweig Thymian und Rosmarin, 1 Lorbeerblatt und 2 Stengel glatte Petersilie), 1 Zwiebel, 125 g Feldsalat, 2 Schalotten, 3 EL Kürbiskernöl, 2 EL Balsamicoessig (ersatzweise Rotweinessig), jodiertes Speisesalz, Pfeffer aus der Mühle, 1 Msp scharfer Senf, 1 frische Papaya (ersatzweise 2 Cox-Orange-Äpfel), Saft von 1 Limette oder Zitrone.

* Linsen in einem Sieb mit kaltem Wasser abbrausen. Mit 3/4 l Wasser, dem Kräutersträußchen und der geschälten halbierten Zwiebel zum Kochen bringen. Bei milder Hitze 20 Minuten garen. Im Sieb abtropfen lassen, Sträußchen und Zwiebel entfernen.
* Salat putzen, waschen und abtropfen lassen. Schalotten schälen

und in kleine Würfel schneiden. Auf Teller verteilen. Öl mit Essig, Salz, Pfeffer und Senf verquirlen. 1 EL Marinade über den Salat träufeln, die restliche Marinade unter die Linsen mischen.
* Papaya halbieren, die Kerne entfernen, die Fruchthälften schälen, das Fruchtfleisch in feine Scheibchen schneiden und mit dem Limettensaft beträufeln. Auf den Salat verteilen und die warmen Linsen darüber anrichten.

Dieser Salat kann ein Abendimbiß sein, aber auch den kleinen Hunger zwischendurch stillen.

Süß oder pikant – manganhaltige Happen für die Kaffeetafel, für den kleinen Imbiß oder einfach zum Genießen

Kirschkuchen mit Streuseln 16–20 Stücke

350 g Weizenvollkornmehl, 300 g Weizenmehl (Type 1050), 50 g gemahlene Haselnüsse (oder Mandeln), 4 Eier, 3 EL flüssiger Honig, 250 g Butter, jodiertes Speisesalz, Fett für das Blech, Mehl zum Ausrollen.
Für den Belag: 1 kg Sauerkirschen, 1/2 l schwarzer Johannisbeersaft (oder Kirschsaft), 2 EL Honig, 1 TL Ingwerpulver, 1/2 TL Zimt, 1 Msp gemahlener Piment, 3 EL Pfeilwurzmehl (ersatzweise Speisestärke).
Für die Streusel: 100 g Weizenvollkornmehl, 100 g Weizenmehl (Type 1050), 1–2 EL Honig, 1 EL Zimt, 100 g Butter.

* Weizenvollkornmehl und Weizenmehl in eine Schüssel geben, in die Mitte eine Mulde drücken. Haselnüsse daraufstreuen, 2 ganze Eier, 2 Eigelb und den Honig zufügen. Butter in Flöckchen darüber verteilen und alles mit den Händen rasch zu einem Teig verarbeiten. Restliches Eiweiß mit einer Prise Salz steif schlagen und unter den Teig heben. 30 Minuten ruhen lassen.
* Kirschen waschen, entsteinen. Den Saft mit Honig, Ingwer, Zimt und Piment aufkochen. Pfeilwurzmehl mit 1 EL kaltem Wasser anrühren und den heißen Saft damit binden. 3 Minuten ziehen lassen, vom Herd nehmen. Kirschen untermengen.
* Backofen auf 180 Grad vorheizen. Ein großes Kuchenblech leicht ausfetten (oder mit Backpapier auslegen). Etwas Mehl über den Teig streuen und auf dem Blech gleichmäßig ausrollen. Mit einer Gabel mehrfach einstechen. 20 Minuten vorbacken.

* Für die Streusel das Mehl mit Honig, Zimt und Butter verkneten und krümelig zerreiben.
* Kirschmasse auf den vorgebackenen Teig geben und gut verstreichen. Die Streusel darüber verteilen und 30 Minuten fertig backen. Noch warm in gleich große Stücke schneiden.
Dazu kann man mit Honig gesüßte Schlagsahne reichen.

Den Kuchen kann man sehr gut einfrieren. Er hält sich etwa einen Monat.

Vollwert-Trüffel

Etwa 25 Stücke

150 g gekochte rote Bohnen, 2 EL Sesamsamen, 1 EL Walnußkerne, 1 EL geschälte frische Erdnüsse, 1–2 EL Honig, 1 EL Kakaopulver (oder Carob), 40 g weiche Butter, 70 g Trockenfrüchte (Aprikosen, Bananen, Pflaumen), 1 EL gehackter frischer Ingwer, 1 TL Zimt, 1/2 TL Kardamom, je 1 Msp Sternanis und Macisblüte, 3–4 EL Kokosflocken.

* Bohnen im Mixer pürieren. Sesam und Nüsse fein mahlen und mit den Bohnen mischen. Honig, Kakao und Butter zufügen und alles gut verkneten.
* Trockenfrüchte sehr klein würfeln oder pürieren und mit den Gewürzen unter die Bohnenpaste geben. Kleine Kugeln formen, in Kokosflocken wälzen und kühl stellen.

Mandelkonfekt

Etwa 40 Stücke

100 g Butter, 3 EL Honig, 100 g geschälte Mandelblättchen, Öl für das Backblech.

* Butter und Honig schmelzen, unter ständigem Rühren karamelisieren.
* Mandeln in einer Pfanne ohne Fettzugabe goldbraun rösten, unter die Butter-Honig-Masse geben.
* Backblech leicht einfetten. Die Krokantmasse etwa 1 cm dick darauf verstreichen und erstarren lassen. In Rauten, Würfel oder Stangen schneiden.

Apfel-Sesam-Kugeln 15–20 Stücke

60 g fein gemahlener Buchweizenschrot, 25 g Rosinen, 200 g säuerliche Äpfel, Saft von 1/2 Zitrone, 20 g Butter, 30 g geschälte und gehackte Mandeln, 25 geschälte Sonnenblumenkerne, 80 g kernige Haferflocken, 2 EL Honig, 1 TL Zimt, 1 EL frischer Ingwer, 80 g Sesamsamen.

* Buchweizenschrot mit 3/8 l Wasser aufkochen, umrühren und bei milder Hitze 20 Minuten quellen lassen.
* Rosinen in etwas warmem Wasser einweichen, abgießen und gut abtropfen lassen. Äpfel waschen, halbieren, entkernen und auf einer Rohkostreibe raffeln. Mit etwas Zitronensaft beträufeln und in der erhitzten Butter 3 Minuten dünsten. Rosinen zufügen und Topf vom Herd nehmen.
* Mandeln, Sonnenblumenkerne und Haferflocken in einer Pfanne ohne Fettzugabe goldbraun rösten.
* Ausgekühlten Buchweizenbrei mit der Apfel- und Haferflockenmischung verrühren. Mit Honig, Zimt und Ingwer abschmecken.
* Sesam in einer Pfanne ohne Fettzugabe rösten. Mit nassen Händen aus dem Teig kleine Kugeln formen, in Sesam wälzen und kühl stellen.

Möhrentörtchen 12 Stücke

300 g Vollkornblätterteig (Tk), 600 g Möhren, 1 Bund Frühlingszwiebeln, 20 g Butter, 100 g Crème fraîche, 100 g Magerquark, 4 Eier, 50 g geriebene Mandeln, 1 EL Honig, 1 TL grob geschroteter Koriander, 1/2 TL Ingwerpulver, jodiertes Speisesalz, Pfeffer aus der Mühle, 1 Zitrone (unbehandelt), 1 Bund glatte Petersilie, Butter für die Form, Mehl zum Ausrollen, 2–4 EL Vollmilch.

* Blätterteig auftauen. Möhren schälen, waschen und in 5 cm lange dünne Streifen hobeln. 2 Minuten blanchieren.
* Frühlingszwiebeln putzen, waschen, schräg in 2 cm breite Ringe schneiden. In der erhitzten Butter kurz andünsten.
* Zwiebeln zusammen mit 1/3 der Möhren im Mixer pürieren. Crème fraîche, Quark, 3 Eier und Mandeln dazugeben. Alles glatt verrühren. Restliche Möhren zufügen, mit Honig, Gewürzen, abgeriebener Zitronenschale und Zitronensaft abschmecken. Petersilie waschen, trockentupfen, Blättchen von den Stielen zupfen, fein hacken und unter die Masse geben.
* Backofen auf 225 Grad vorheizen. 12 kleine hohe Förmchen ausfetten. Blätterteig auf einer bemehlten Fläche ausrollen und die

Förmchen damit auskleiden, so daß der Teig etwa 3 cm über den Rand lappt. Möhrenmasse einfüllen und mit dem Teig verschließen.
* Restliches Ei mit der Milch verquirlen und die Oberfläche der Törtchen damit bepinseln. 25–30 Minuten backen.

Mit grünem Salat sind die Törtchen ein leckerer Imbiß zum Lunch oder am Abend.

Alles aus einem Topf – lecker und molybdänhaltig

Feine Erbsensuppe

Für 4 Personen

350 g getrocknete gelbe Erbsen, 80 g durchwachsener Speck, 1 Zwiebel, 1 Bund Suppengrün, 1 Lorbeerblatt, jodiertes Speisesalz, Pfeffer aus der Mühle, 1 Bund glatte Petersilie, 3 Scheiben Weizenvollkornbrot, 300 g Tk-Erbsen.

* Erbsen über Nacht einweichen.
* 40 g Speck würfeln. Zwiebel schälen und grob hacken. Suppengrün putzen, waschen und in kleine Würfel schneiden.
* Speck in einem Topf auslassen. Zwiebel, Suppengrün und Erbsen mit dem Einweichwasser zufügen. So viel Wasser aufgießen, daß alles gut bedeckt ist. Mit Lorbeer, etwas Salz und Pfeffer würzen und zugedeckt 75–90 Minuten garen.
* Petersilie waschen, trockentupfen, Blättchen von den Stielen zupfen und hacken. Brotscheiben entrinden, würfeln.
* Restlichen Speck würfeln, in einer Pfanne auslassen. Brotwürfel zufügen und beides knusprig braten.
* Tk-Erbsen in die Suppe geben, nochmals abschmecken, mit Speck-Brotwürfeln und Petersilie bestreuen.

Geben Sie in Scheiben geschnittene Würstchen in die Suppe.

Gemüseeintopf mit Rindfleisch

Für 4 Personen

200 g weiße Bohnen, 500 g Tafelspitz, jodiertes Speisesalz, Pfeffer aus der Mühle, 2 Kalbsknochen, 1 Bund Suppengrün, 2 mittelgroße Möhren, 300 g Kartoffeln (vorwiegend festkochend), 1 kleine Stange Lauch, 1 kleiner Blumenkohl, 1 Stange Staudensellerie, 2 kleine Zucchini, 300 g dicke Bohnen (Tk), 150 g Erbsen (Tk), je 1 Bund glatte Petersilie und Basilikum.

* Weiße Bohnen über Nacht einweichen. In ihrem Einweichwasser weich kochen und Kochwasser abgießen.
* Tafelspitz mit Salz und Pfeffer würzen, mit den gut gewaschenen Knochen in 2 l Wasser aufkochen, abschäumen. Gewaschenes Suppengrün zufügen und bei milder Hitze 50–60 Minuten garen.
* Gemüse putzen, waschen und in mundgerechte Stücke teilen.
* Fleisch, Knochen und Suppengrün aus der Brühe nehmen. Brühe mit 2 l Wasser auffüllen und das Gemüse darin garen. Fleisch und Suppengrün würfeln, in die Suppe geben. Tk-Gemüse und die weißen Bohnen zufügen und bei milder Hitze 7 Minuten köcheln lassen. Mit Salz und Pfeffer abschmecken.
* Kräuter waschen, trockentupfen. Blättchen von den Stielen zupfen, fein hacken und zum Schluß über den Gemüseeintopf streuen.

Nudelauflauf mit Linsen Für 4 Personen

150 g grüne Linsen, 1 Lorbeerblatt, 1 Kräutersträußchen (je 1 Zweig Thymian, Rosmarin, Majoran und glatte Petersilie), 1 TL Balsamicoessig, 2 mittelgroße Zucchini, 350 g Fleischtomaten, 20 g Butter, 1 Bund glatte Petersilie, jodiertes Speisesalz, Pfeffer aus der Mühle, 350 g Bandnudeln, Butter für die Form, 200 g süße Sahne, 50 g geriebener Emmentaler oder Parmesan.

* Linsen in einem Sieb waschen. Zusammen mit Lorbeer und Kräutersträußchen in reichlich Wasser 15–20 Minuten garen. Abgießen, Lorbeer und Kräutersträußchen entfernen. Linsen mit Essig verrühren.
* Zucchini waschen und in Würfel schneiden. Tomaten häuten, entkernen und würfeln. Beides in der erhitzten Butter 3 Minuten dünsten. Vom Herd nehmen.
* Petersilie waschen, trockentupfen, Blättchen von den Stielen zupfen und hacken. Zum Gemüse geben, mit den Linsen vermischen, salzen und pfeffern.
* Reichlich Salzwasser zum Kochen bringen, Nudeln darin 8 bis 10 Minuten garen, bis sie bißfest sind. Abgießen und gut abtropfen lassen.
* Backofen auf 200 Grad vorheizen. Eine feuerfeste Auflaufform gut ausbuttern. Nudeln, Gemüselinsen und wieder Nudeln einschichten. Mit Sahne übergießen, Käse darüberstreuen und 25 Minuten überbacken.

Salate zum Sattessen mit viel Natrium und Chlorid

Bunter Kartoffelsalat mit Schinken Für 4 Personen

1 kg Kartoffeln (festkochende Sorte), 1 kleine Sellerieknolle, 3 Frühlingszwiebeln, 350 g magerer gekochter Schinken, 1/2 kleine Salatgurke, 1 gelbe Paprikaschote, 100 g Salatmayonnaise, 150 g Vollmilchjoghurt, 2 EL Balsamicoessig, jodiertes Speisesalz, Pfeffer aus der Mühle, 1 großes Bund Dill.

* Kartoffeln am besten einen Tag vorher kochen. Pellen und in Scheiben schneiden.
* Sellerie waschen, 15 Minuten in kochendem Wasser garen, kalt abschrecken, schälen, vierteln und in feine Scheibchen schneiden. Zwiebeln waschen, putzen und schräg in 2 cm breite Ringe schneiden. Schinken in feine, 3 cm lange Streifen schneiden. Gurke schälen und auf der Rohkostreibe raspeln. Paprika vierteln, putzen, waschen und in dünne Streifen schneiden. Alle Zutaten in einer großen Schüssel mischen.
* Mayonnaise mit Joghurt verschlagen, mit Essig, Salz und Pfeffer abschmecken, über die Salatzutaten geben und vorsichtig mischen.
* Dill waschen, trockentupfen, nicht zu fein schneiden und kurz vor dem Servieren über den Salat streuen.

Nudelsalat mit Räucherlachs Für 4 Personen

350 g Nudeln (aus Hartweizengrieß, zum Beispiel Penne), jodiertes Speisesalz, 300 g Räucherlachs, 1 kleine Salatgurke, 2 EL Salatmayonnaise, 100 g saure Sahne, 1 TL Senf, Saft von 1/2 Zitrone, Pfeffer aus der Mühle, je 1 Bund Dill und glatte Petersilie.

* Reichlich Wasser zum Kochen bringen. Nudeln hineingeben, mit 1 EL Salz würzen, zudecken, bis das Wasser kocht. Dann Deckel abnehmen und die Nudeln bei milder Hitze bißfest garen. Abgießen.
* Lachs in feine Streifen oder Würfel schneiden. Gurke waschen, dünn schälen, längs halbieren, entkernen und in Würfel teilen. Lachs und Gurke mit den abgekühlten Nudeln mischen.
* Mayonnaise mit Sahne, Senf, Zitronensaft und Pfeffer verrühren. Kräuter waschen, trockentupfen, Petersilienblättchen und Dillzweige fein hacken und zur Marinade geben. Über den Salat gießen und gut durchmischen. Nochmals abschmecken.

Matjes-Kartoffelsalat

Für 4 Personen

750 g Kartoffeln (festkochend), 1 großer Apfel (zum Beispiel Delicious), Saft von 1 Zitrone, 4 Matjesfilets, 1 Bund Radieschen, 1 kleine rote Zwiebel, 200 g saure Sahne, 1 TL Balsamicoessig, jodiertes Speisesalz, 1–2 Tropfen Tabasco, 1 EL eingelegte grüne Pfefferkörner, etwas frischer Kerbel (ersatzweise glatte Petersilie).

* Kartoffeln waschen, kochen, pellen (am besten einen Tag vorher) und in Scheiben schneiden. Apfel gut waschen, vierteln, entkernen, in Scheibchen teilen, mit etwas Zitronensaft beträufeln. Matjes in 2 cm breite Stücke schneiden. Radieschen putzen, waschen, in Scheiben hobeln. Zwiebel schälen, in Ringe schneiden. Alles in einer großen Schüssel vorsichtig mischen.
* Sahne mit Essig, restlichem Zitronensaft, etwas Salz und Tabasco verrühren. Pfefferkörner im Mörser leicht zerdrücken und zufügen. Eventuell mit etwas Pfefferlake abschmecken. Die Marinade über den Salat gießen, durch Schütteln der Schüssel mischen und 10 Minuten durchziehen lassen.
* Kerbel waschen, trockentupfen und hacken. Kurz vor dem Servieren über den Salat streuen.

Bauernsalat

Für 4 Personen

Je 200 g Lamm- oder Putensalami und Thüringer Rotwurst, 1/2 Salatgurke, 10 gefüllte Oliven, 1 gelbe Paprikaschote, 1 Staude Chicorée, 2 EL Weißweinessig, 1 EL Balsamicoessig, jodiertes Salz, Pfeffer aus der Mühle, 4–5 EL Olivenöl (kalt gepreßt), 1 Kästchen Kresse.

* Wurst grob würfeln. Gurke schälen, halbieren, entkernen und in Scheiben schneiden. Oliven in Scheiben schneiden.
* Paprika halbieren, putzen, waschen, in mundgerechte Stücke schneiden.
* Chicorée putzen, waschen, in mundgerechte Stücke schneiden. Mit den anderen Salatzutaten mischen.
* Essig mit Salz, Pfeffer und Öl verrühren. Kresse abschneiden, kurz kalt abbrausen, in die Marinade geben und über den Salat gießen.

Dazu schmeckt warmes Knoblauchbrot frisch aus dem Ofen.

Wurstsalat

Für 4 Personen

400 g Leberkäse (Fleischkäse), 1 kleiner Spitzrettich, 1 Bund Radieschen, 1 Bund Frühlingszwiebeln, 3 EL Estragonessig, 1 TL Balsamicoessig, 1 EL Senf, jodiertes Speisesalz, Pfeffer aus der Mühle, 3–4 EL Kürbiskernöl.

* Leberkäse in mundgerechte Stücke schneiden. Rettich schälen, Radieschen putzen und waschen. Beides in Scheiben schneiden und mit dem Leberkäse mischen.
* Zwiebeln putzen, waschen, schräg in 1 cm lange Stücke schneiden und über den Salat streuen.
* Essig mit Senf, 1 Prise Salz und Pfeffer verrühren. Öl zufügen, über den Salat träufeln und gut durchziehen lassen.

Dazu schmeckt kerniges Bauernbrot.

Hirtensalat

Für 4 Personen

1 kleine Salatgurke, 4 mittelgroße feste Tomaten, 1 grüne Paprikaschote, 2 Zwiebeln, 2 EL Weißweinessig, jodiertes Speisesalz, Pfeffer aus der Mühle, 6 EL Olivenöl, 200 g Schafskäse, je 10 grüne und schwarze Oliven, 1 Bund glatte Petersilie.

* Salatgurke gut waschen oder dünn schälen. Längs halbieren, entkernen und in Stücke schneiden. Tomaten waschen, Blütenstielansätze entfernen und achteln. Paprikaschote halbieren, putzen, waschen, in Streifen schneiden. Zwiebeln schälen und in Ringe schneiden. Alles in einer großen Schüssel mischen.
* Essig mit Salz, Pfeffer und Öl verquirlen und über den Salat träufeln.
* Käse in große Würfel schneiden und mit den Oliven über den Salat streuen. Petersilie waschen, trockentupfen, Blättchen von den Stielen zupfen, grob hacken und zufügen.

Auf Ihre Gesundheit: Prost mit Nickel

Sprinter-Cocktail — Für 4 Personen

50 g Brokkoli (blanchiert), je 100 g Spinat und Erbsen (blanchiert), je 30 g grüner Paprika und Staudensellerie (geputzt und gewaschen), 100 g Gurke (geschält), 2 EL glatte Petersilienblättchen, 3/4 l gut gekühlte Buttermilch, Saft von 1/2 Zitrone, 1 EL Honig, 4 Pecannüsse.

* Gemüse im Mixer fein pürieren und mit der Buttermilch aufgießen. Mit Zitrone und Honig abschmecken. In Longdrink-Gläser füllen.
* Nüsse grob hacken und jeweils auf die Drinks streuen. Mit Joghurtlöffel servieren.

Eisschokolade — Für 4 Personen

3/4 l Vollmilch, 1 gehäufter EL Kakaopulver, 100 g Milchschokolade, 4 Kugeln Vanilleeis, 100 g süße Sahne, Kakaopulver zum Bestäuben.

* Milch zum Kochen bringen. Kakaopulver mit 2 EL Wasser glatt verrühren und in die Milch geben. Hitze drosseln. Schokolade in Stücke teilen und zufügen. Bei milder Hitze schmelzen lassen. Vom Herd nehmen und auskühlen lassen.
* Vanilleeis auf vier Gläser verteilen und mit der kalten Schokolade übergießen.
* Sahne steif schlagen. Jeweils eine Sahnehaube auf die Gläser setzen und mit Kakaopulver bestäuben.

Pfirsich-Punch — Für 4 Personen

4 frische Pfirsiche, Saft von 2 Orangen und 1 Zitrone, 1/4 l starker schwarzer Tee, 2 EL Honig, Mineralwasser, 2 Nektarinen.

* Pfirsiche schälen, halbieren, entkernen. Zusammen mit Orangen- und Zitronensaft im Mixer pürieren. Durch ein feines Haarsieb streichen.
* Den noch warmen Tee mit Honig verrühren und abkühlen lassen. Mit dem Früchtepüree mischen. In Gläser geben und mit Mineralwasser auffüllen.
* Nektarinen gut waschen, halbieren, entkernen, in feine Scheiben schneiden und die Drinks damit garnieren.

Nuß-Flip Für 4 Personen

3/4 l Vollmilch, 1 Vanilleschote (längs aufgeschlitzt), 2 EL Honig, 100 g gemahlene Haselnüsse, 30 g gemahlene Mandeln, 100 g Sahne, 8 Pecannüsse.

* Milch mit der Vanilleschote zum Kochen bringen. Honig und Nüsse zugeben und bei milder Hitze 15 Minuten köcheln lassen. Vom Herd nehmen und etwas auskühlen lassen. Vanilleschote entfernen.
* Sahne steif schlagen. Pecannüsse grob hacken.
* Nußmilch im Mixer pürieren und durch ein Sieb streichen, dabei die Nußmasse sehr gut ausdrücken. Die Milch in Gläser füllen. Mit Sahnehaube verzieren und mit Pecannüssen bestreuen.

Für große und kleine Naschkatzen: Desserts – reich an Phosphor

Grießpudding mit Himbeersauce Für 4 Personen

1 l Vollmilch, jodiertes Speisesalz, 1 Zitrone (unbehandelt), 1 Vanilleschote (längs aufgeschlitzt), 4 EL Honig, 150 g Hartweizengrieß, 2 Eier, 500 g frische oder ungezuckerte Tk-Himbeeren.

* Milch mit einer Prise Salz verrühren. Zitrone mit heißem Wasser abspülen und spiralförmig schälen. Schale und Vanilleschote in die Milch legen und zum Kochen bringen. Honig zufügen.
* Unter ständigem Rühren den Grieß dazugeben und einmal aufkochen. Hitze drosseln und 7 Minuten ausquellen lassen. Vom Herd nehmen, Zitronenschale und Vanilleschote entfernen.
* Eier trennen. Eigelbe mit 2 EL Grießbrei verrühren und in den Pudding rühren. Eiweiße mit einer Prise Salz steif schlagen und unterheben. In eine mit kaltem Wasser ausgespülte Form füllen und einige Stunden kühl stellen.
* Himbeeren im Mixer pürieren, durch ein Sieb streichen und zum Pudding reichen.

Schoko-Mousse mit Guavenkompott Für 4 Personen

1 Ei, 1 Eigelb, 1 EL Honig, 125 g bittere Schokolade, 100 g Vollmilchschokolade, 300 g süße Sahne, 3 reife frische Guaven (ersatzweise 200 g Stachelbeeren), 0,1 l Orangensaft (frisch oder ungesüßt), 1/2 TL Speisestärke.

* Ei mit Eigelb und Honig schaumig rühren.
* Schokolade im Wasserbad schmelzen und unter ständigem Rühren die Eicreme zufügen. Vom Herd nehmen und etwas abkühlen lassen.
* Sahne sehr steif schlagen und unter die Schokocreme heben. In den Kühlschrank stellen.
* Guaven halbieren, schälen. Die Kerne und die sie umgebenden Pulpe herausschneiden, durch ein Sieb passieren. Fruchtfleisch würfeln.
* Fruchtmark und Orangensaft zum Kochen bringen und mit der angerührten Stärke leicht binden. Vom Herd nehmen, Fruchtwürfel zufügen.
* Aus der Mousse mit Eßlöffeln Nocken stechen, auf kleinen Tellern anrichten und mit dem Guavenkompott servieren.

Errötendes Mädchen Für 4 Personen

1/2 l Buttermilch, 1/2 l Dickmilch (3,5 % Fett), 2–3 El Honig, Saft von je 1 Orange und Zitrone, 5 Blatt weiße Gelatine, 3 Blatt rote Gelatine, Schlagsahne und Suppenmakrönchen zum Garnieren.

* 4 EL Buttermilch beiseite stellen. Restliche Buttermilch mit Dickmilch, Honig und den Fruchtsäften verrühren.
* Gelatine einweichen und gut ausdrücken. Restliche Buttermilch erwärmen und die Gelatine darin auflösen. Unter ständigem Rühren in die Milchmischung geben. Abschmecken und kühl stellen.
* Wenn die Speise geliert, mit dem Schneebesen nochmals durchschlagen. In Portionsschälchen oder Kelchgläser füllen und im Kühlschrank ganz erstarren lassen.
* Mit Sahnetupfern und Makronen garnieren.

Sie können auch frische Früchte der Saison abwechselnd in die Gläser füllen.

Kräftige Smörrebröds mit viel Selen – eine appetitliche Alternative zu den üblichen belegten Broten

Smörrebröd mit Lebercreme und Frühlingszwiebeln

Für 4 Personen

300 g Geflügelleber, 1 Zwiebel, 100 g Butter, jodiertes Speisesalz, Pfeffer aus der Mühle, 1/2 TL getrockneter Thymian, 4 Scheiben Weizenvollkornbrot, 2 Knoblauchzehen, 4 Frühlingszwiebeln.

* Leber putzen und häuten. Zwiebel schälen und hacken. 20 g Butter erhitzen, Leber und Zwiebel darin kurz braten. Aus der Pfanne nehmen, mit einem Messer klein hacken. Mit Salz, Pfeffer und Thymian würzen und mit der restlichen Butter vermischen. Kühl stellen.
* Brotscheiben mit ausgepreßtem Knoblauch bestreichen. Lebercreme darauf verteilen und diagonal durchschneiden. Frühlingszwiebeln putzen, waschen und schräg in 2 cm breite Ringe schneiden. Die Brote damit garnieren.

Smörrebröd mit Rührei und Krabben

Für 4 Personen

3 Eier, 4 EL Sahne, jodiertes Speisesalz, Pfeffer aus der Mühle, 20 g Butter, 4 Scheiben Toastbrot (Weizenvollkorn), 150 g Gurke, 150 g Garnelen (Nordseekrabben), Dill zum Garnieren.

* Eier mit Sahne verquirlen, mit Salz und Pfeffer würzen. Butter in einer Pfanne schmelzen, Eimasse hineingeben und bei milder Hitze stocken lassen.
* Masse auf die Brotscheiben geben. Gurke dünn schälen, in Scheiben schneiden und darüberlegen. Garnelen kurz unter kaltem Wasser abbrausen, gut abtropfen lassen und auf den Gurkenscheiben verteilen. Mit etwas Pfeffer bestreuen und mit Dill garnieren.

Smörrebröd mit Räucheraal und Linsensprossen

Für 4 Personen

4 Scheiben Vollkornbrot, 4 Salatblätter (Eisbergsalat), 1 Räucheraal, 4 EL Linsensprossen (Seite 117).

* Brotscheiben mit Salatblättern belegen.
* Aal häuten, in Stücke schneiden und auf die Brote verteilen. Mit den Linsensprossen bestreuen.

Smörrebröd mit Crabmeatsalat und Brunnenkresse

Für 4 Personen

200 g Krebsfleisch, 4 EL Salatmayonnaise, 1 EL Zitronensaft, 1/2 TL Currypulver, 100 g gekochte Selleriewürfel, 100 g gelbe Paprikaschote (gewürfelt), jodiertes Speisesalz, 4 Scheiben Weizenvollkornbrot, Brunnenkresse oder Rucola.

* Krebsfleisch in mundgerechte Stücke teilen und mit der Mayonnaise vermischen. Mit Zitronensaft und Curry würzen. Gemüsewürfel zufügen und mit Salz abschmecken.
* Brotscheiben mit Kresse belegen und den Salat auf die Brote verteilen.

Gemüse mit viel Silizium – mal gefüllt, mal solo, aber immer leicht und locker

Paprika mit Hirseschaum

Für 4 Personen

4 große rote Paprikaschoten, jodiertes Speisesalz, 2 EL Hirseschrot, 4 EL süße Sahne, 1 kleine Zucchini, 1 dünne Stange Lauch, 100 g Champignons, 1 Tomate, 2 Schalotten oder 1 Zwiebel, 2 Knoblauchzehen, 2–3 EL Öl, 2 EL Tomatenmark, 1/2 Bund glatte Petersilie, 4 Zweige Thymian, 2 Zweige Majoran, 1 Zweig Zitronenmelisse, etwas frischer Kerbel, 100 g Tk-Erbsen, Muskatnuß, Pfeffer aus der Mühle, 4 EL geriebener Emmentaler, 1/4 l Gemüsebrühe (Instant), 2 Eier, 1 EL geriebene Haselnüsse.

* Von den Paprikaschoten kleine Deckel und den Blütenstielansatz abschneiden, die Kernstränge entfernen und die Schoten ausspülen. Schoten 5 Minuten blanchieren. Auf einem Kuchengitter abtropfen lassen. Dann mit etwas Salz ausstreuen.
* Hirse mit Sahne übergießen und quellen lassen.
* Zucchini, Lauch und Champignons putzen, waschen und kleinschneiden. Tomaten häuten, entkernen und würfeln. Schalotten und Knoblauch schälen und hacken.
* Öl in einer Pfanne erhitzen, Gemüse darin andünsten. Tomatenmark zufügen, Kräuter waschen, trockentupfen, Blättchen von den Stielen zupfen und hacken. Zusammen mit den Erbsen unter das Gemüse mischen. Vom Herd nehmen und würzen.

* Backofen auf 200 Grad vorheizen. Paprikaschoten mit dem Gemüse füllen. Mit Käse bestreuen, Deckel aufsetzen und in eine feuerfeste Form setzen. Mit der Brühe angießen und 20 Minuten garen.
* Eier trennen, Eigelbe unter den Hirsebrei rühren. Nüsse zufügen und abschmecken. Eiweiße mit einer Prise Salz sehr steif schlagen und unterheben.
* Deckel von den Paprikaschoten nehmen, den Hirseschaum auf die Schoten verteilen und unter dem Grill oder bei starker Oberhitze 10 Minuten überbacken. Paprikadeckel kleinschneiden und in die Brühe geben. Die Brühe mit den Schoten servieren.
Dazu Vollkornreis reichen.

Gefüllte Tomaten Für 4 Personen

200 g Hafer (ganzes Korn), 8 große feste Tomaten, jodiertes Speisesalz, Pfeffer aus der Mühle, 2 Zwiebeln, 2 Knoblauchzehen, 1 Bund glatte Petersilie, 2 Zweige Thymian, 1 Bund Schnittlauch, 60 g Butter, 100 g Gouda oder Emmentaler, 150 g Mozzarella, 1/4 l Gemüsebrühe (Instant).

* Hafer kurz abspülen, in 2 l kochendes Wasser geben und bei milder Hitze 60 Minuten köcheln lassen. Vom Herd nehmen und zugedeckt weitere 50–60 Minuten ausquellen lassen.
* Tomaten waschen, Blütenstielansätze entfernen und jeweils einen Deckel von den Früchten abschneiden. Mit einem Teelöffel vorsichtig aushöhlen, salzen und pfeffern.
* Zwiebeln und Knoblauch schälen und hacken. Kräuter waschen, trockentupfen, Blättchen von den Stielen zupfen und hacken. Schnittlauch in feine Röllchen schneiden.
* 40 g Butter in einer großen Pfanne erhitzen. Zwiebeln und Knoblauch darin glasig dünsten. Gut abgetropfte Weizenkörner zufügen und unter Rühren anbraten. Das ausgehöhlte Tomatenfleisch zufügen und so lange dünsten, bis alle Flüssigkeit verdampft ist. Mit Kräutern, Salz und Pfeffer abschmecken. Vom Herd nehmen, Emmentaler würfeln und unter die Masse mischen.
* Backofen auf 200 Grad vorheizen. Weizenmischung in die Tomaten füllen. Eine feuerfeste Form mit der restlichen Butter ausfetten, Tomaten hineinsetzen und jeweils mit Mozzarellascheiben bedecken. Tomatendeckel kleinschneiden, um die Tomaten streuen, mit Brühe angießen und 15–20 Minuten überbacken.
Dazu einen gemischten Salat reichen.

Gemüsepfanne mit Kichererbsen Für 4 Personen

100 g Kichererbsen, 2 mittelgroße Möhren, 1 große Fenchelknolle, 2 Stangen Lauch, 1 Bund Frühlingszwiebeln, 350 g grüne Bohnen, 250 g Brokkoli, 1 Salatgurke, 1 Bund glatte Petersilie, etwas frischer Kerbel und Koriandergrün, 3 EL Olivenöl, 20 g Butter, jodiertes Speisesalz, Pfeffer aus der Mühle.

* Kichererbsen über Nacht einweichen. Mit dem Einweichwasser 20 Minuten garen, abgießen und abtropfen lassen.
* Gemüse putzen, waschen und in mundgerechte Stücke schneiden. Möhren und Bohnen jeweils 2 Minuten blanchieren. Kräuter waschen, trockentupfen, Blättchen von den Stielen zupfen und hacken.
* Öl und Butter in einer tiefen großen Pfanne erhitzen. Zuerst Möhren, Bohnen, Lauch und Zwiebeln darin andünsten, Fenchel zufügen und unter Rühren 7 Minuten dünsten. Dann Gurke untermischen und weitere 4 Minuten garen. Zuletzt den Brokkoli dazugeben und mit Salz und Pfeffer abschmecken. Die Kichererbsen unterrühren, nur noch heiß werden lassen und mit den Kräutern bestreuen.

Dazu schmeckt Rührei oder gedünsteter Fisch.

Gurken-Lauch-Curry Für 4 Personen

750 g Lauch, 1 große Salatgurke, 1 Zwiebel, 2 Knoblauchzehen, 1 Stück frische Ingwerwurzel, 3 EL Sonnenblumenöl (oder Olivenöl), jodiertes Speisesalz, 100 g süße Sahne, 1 EL Currypulver, 1 TL gemahlener Koriander, 1/4 TL Piment, Pfeffer aus der Mühle, Saft von 1/2 Zitrone, 1 Bund Schnittlauch, 1/2 Bund glatte Petersilie.

* Lauch putzen, waschen und in dicke Ringe schneiden. Gurke schälen, längs halbieren, mit einem Löffel die Kerne herausschaben, in 2 cm dicke Scheiben schneiden. Zwiebel und Knoblauchzehen schälen und hacken. Ingwer schälen und würfeln.
* Öl in einer tiefen Pfanne erhitzen und das Gemüse darin andünsten. Mit Salz würzen. Sahne mit den Gewürzen verrühren und unter das Gemüse mischen. Leicht einkochen lassen.
* Kräuter waschen und trockentupfen. Schnittlauch in Röllchen schneiden, Petersilienblättchen von den Stielen zupfen und hacken. Beides über das fertige Curry streuen.

Dazu kann man Fisch oder Geflügel und Vollkornreis reichen.

Reich an Zink: Bunt belegte Pizzen

Pizza mit Salami und Käse Für 4 Personen

0,2 l warmes Wasser, 2–3 EL Olivenöl, 17 g frische Hefe, 350 g Weizenmehl (Type 1050), 3 g jodiertes Speisesalz, Mehl zum Ausrollen, 1/2 kleiner Chinakohl, 20 g Butter, 150 g Crème fraîche, 1 Eigelb, 4 EL Tomatenmark, 20 dünne Scheiben Rindersalami, 150 g Camembert (45 % Fett i. Tr.), 2 Zweige Thymian, 4 TL Olivenöl, 2 EL Kürbiskerne.

* Wasser in die Rührschüssel der Küchenmaschine geben und mit Öl und Hefe verrühren. Bei laufenden Knetarmen nach und nach das Mehl zufügen, salzen und alles zu einem kompakten glatten Teig verarbeiten. Nochmals tüchtig durchwalken, auf einer bemehlten Fläche ausrollen und vier gleich große runde Platten ausstechen. Auf ein Backblech setzen und etwas gehen lassen.
* Backofen auf 200 Grad vorheizen.
* Kohl putzen, waschen und in feine Streifen schneiden. In der erhitzten Butter 5–7 Minuten dünsten.
* Crème fraîche mit Eigelb verschlagen und auf die Teigplatten streichen. Tomatenmark darüber verteilen und durch die Crème fraîche ziehen. Den noch warmen Kohl darauflegen, glatt verstreichen, mit Salami und Käsescheiben belegen. Mit Thymianblättchen bestreuen. Zum Schluß das Öl darüberträufeln und 15–20 Minuten backen. Herausnehmen, Kürbiskerne darauf verteilen und sofort servieren.

Dazu schmeckt frischer Salat.

Pizza mit Lachs und Scampi Für 4 Personen

4 fertig gebackene Pizzaböden (nach Rezept »Pizza mit Salami und Käse«), 200 g Crème fraîche, 1 TL Zitronensaft, jodiertes Speisesalz, Pfeffer aus der Mühle, 200 g Räucherlachs, 125 g Scampi oder Nordseekrabben, Dill zum Garnieren.

* Pizzaböden nach dem Backen auf Teller verteilen. Crème fraîche mit Zitronensaft, Salz und Pfeffer abschmecken, auf die Pizzen streichen.
* Lachs in Streifen schneiden, Scampi kurz abspülen und gut abtropfen lassen. Beides auf den Pizzen verteilen. Mit etwas frischem Pfeffer bestäuben und mit Dill garnieren.

Anhang

Fachausdrücke – und was sie bedeuten

ACTH: Abkürzung für adrenocorticotropes Hormon, gebildet vom Hypophysenvorderlappen.
Adrenalin: Hormon der Nebenniere.
Allergen: allergieauslösender Stoff.
Allergie: Überempfindlichkeitsreaktion des Körpers auf einen körperfremden Stoff.
Aminosäuren: Grundbausteine sämtlicher Eiweißkörper.
Anämie: Blutarmut.
Angina pectoris: anfallartiger Schmerz in der linken Brustseite.
Antigene: Stoffe – meist körperfremde Substanzen –, gegen die der Körper Antikörper bildet.
Antikörper: vom Körper gebildete Abwehrstoffe gegen Krankheitserreger.
Antioxidanzien: bestimmte Vitamine (A, Carotin, E, C) und Spurenelemente (Selen, Kupfer, Mangan) verhindern zellschädigende Reaktionen, hervorgerufen durch »freie Radikale«.
Arterie: Schlagader.
Arteriosklerose: Arterienverkalkung.
ATP: Abkürzung für Adenosintriphosphat. Wichtiger Energielieferant für die Zellen.
Autoimmunkrankheit: Fehlleistung des Immunsystems: Körpereigene Substanzen werden nicht mehr als solche erkannt und vom Immunsystem bekämpft.

Bakterien: Krankheitserreger.
Ballaststoffe: unverdauliche Pflanzenfaserstoffe.
Basedow: Schilddrüsenerkrankung.
Biochemie: Grundlagenwissenschaft, die mit den Methoden der Chemie die Lebensvorgänge im Organismus untersucht.
Blasten: Keimzellen verschiedener Gewebe (zum Beispiel Osteoblasten – Knochenbildner).
Blutgerinnung: komplizierter Vorgang, bei dem viele Gerinnungsfaktoren beteiligt sind, mit dem Ziel der Abdichtung von Gefäßschäden und Wundflächen.
Blutzucker: Zuckerkonzentration (Traubenzucker) im venösen Blut.
Bulimie: Eßstörungen (Wechsel von Heißhunger, Freßsucht und Erbrechen).

Calcitonin: Hormon der Nebenschilddrüse.
Chelatkomplex: organische Verbindung mit Metallen, zum Beispiel Eisen mit Protoporphyrin im Hämoglobin.
Cholesterin: lebensnotwendige körpereigene fettähnliche Substanz und wichtiger Baustein von Zellwänden. In zahlreichen Hormonen und in der Gallensäure enthalten.
Convenience: Halb- und Fertigprodukte der Lebensmittelindustrie.

Denaturierung: Stoffe (Lebensmittel) so verändern, daß sie ihre ursprünglichen natürlichen Eigenschaften verlieren, zum Beispiel fein ausgemahlene Mehle, raffinierter Zucker.
Diabetes mellitus: Zuckerkrankheit.
Diastole: unterer Wert beim Blutdruck (Messung).
Diuretika: Entwässerungsmittel.

Eiweißstoffwechsel: alle Auf-, Um- und Abbauvorgänge der vom Körper aufgenommenen Eiweiße.
Elektrolyte: wasserlösliche, im Körper wirksame Salze, Säuren und Laugen.
Enzyme: Eiweißstoffe, die bestimmte chemische Prozesse ermöglichen bzw. beschleunigen, ohne sich selbst zu verändern.
Erythrozyten: rote Blutkörperchen.
essentiell: lebensnotwendig, unverzichtbar.
Fettstoffwechsel: alle Auf-, Um- und Abbauvorgänge der Fette im Organismus.
Fraktur: Knochenbruch.
freie Radikale: Stoffe aus Nahrung und Umwelt setzen im Körper in Verbindung mit Sauerstoff hochaggressive Teilchen frei, die gesunde Zellen zerstören können.
Funktion: Tätigkeit eines Organs oder Organsystems.
funktionell: auf die Wirkung bezogen, wirksam.

Gen: Erbanlage.
Gestagene: weibliche Geschlechtshormone.
Glukokortikoide: Hormone der Nebennieren.
Glukose: Traubenzucker (Blutzucker).

Halluzination: Sinnestäuschung, die ohne äußere Ursache auftritt.
Hämoglobin: Farbstoff der roten Blutkörperchen.
Harnsäure: Endprodukt des an Eiweiß gebundenen Purinstoffwechsels. Erhöhung des Harnsäuregehalts kann zu Gicht führen.
HKS: Abkürzung für hyperkinetisches Syndrom (hyperaktive Kinder).
Hormone: von Drüsen mit innerer Sekretion

abgesonderte Wirkstoffe, die den gesamten Stoffwechsel beeinflussen.
Hypertonie: arterieller Bluthochdruck.
Hypophyse: Hirnanhangsdrüse. Bildungsort mehrerer Hormone.

Immunsystem: ein komplex funktionierendes System zur Erhaltung der gesunden Körperstruktur durch Abwehr. Antigen-Antikörper-Reaktion.
Infektion: durch Krankheitserreger übertragene Krankheit.
Inhibitoren: biochemische Hemmstoffe.
Injektion: Einspritzen.
Insulin: Hormon der Bauchspeicheldrüse.
intramuskulär: in den Muskel.
intravenös: in eine Blutader.
intrinsic factor: eiweißhaltige Substanz in der Magenschleimhaut.
Ionen: wandernde positiv oder negativ geladene Teilchen (Atome oder Moleküle).

Karies: Zahnfäule.
Katalysatoren: chemische Substanzen (Enzyme), die chemische Reaktionen beschleunigen oder überhaupt erst ermöglichen, ohne sich selbst zu verändern. Enzyme werden als Biokatalysatoren bezeichnet.
Keshan-Krankheit: Selenmangelerkrankung.
Kontraktion: Zusammenziehen zum Beispiel von Muskeln.
Kortikoide: Sammelbezeichnung für Hormone der Nebennierenrinde.

Laxans: Abführmittel.
Leukozyten: weiße Blutkörperchen.

Malabsorption: Störung der Aufnahme von Nährstoffen im Darm.
Membran: Zellhülle/Zellhaut.
Menopause: Zeitpunkt der letzten Menstruation.
Menstruation: monatliche Regelblutung/Periode.
Mikroorganismen: Kleinlebewesen, Mikroben.
Morbus Crohn: entzündliche Darmerkrankung.
Morbus Wilson: Kupferspeicherkrankheit.

Neurotransmitter: Übertragungssubstanzen im Gehirn.
Noradrenalin: Hormon der Nebennieren.

Obstipation: Verstopfung.
organisch: körperlich bedingt.
Osmose: Gewebespannung.
osmotischer Druck: Ausgleich von konzentrierten Flüssigkeiten innerhalb und außerhalb der Zellen.
Osteoklasten: knochenabbauende Zellen.
Osteoporose: Erkrankung des Skelettsystems mit Verlust bzw. Verminderung von Knochensubstanz. Erhöhte Bruchanfälligkeit.
Östrogene: weibliche Sexualhormone.
Parathormon: Hormon der Nebenschilddrüsen.
perniziöse Anämie: bösartige Blutarmut.
pH-Wert: Maßwert für die Ansäuerung oder Alkalisierung einer Flüssigkeit.
Phagozyten: Freßzellen.
Phänomen: Anzeichen, Erscheinung.
Pigmente: Farbstoffe im Körper.
Plaque: vorwiegend aus Bakterien bestehender Zahnbelag.
Plasma: von Zellen abgetrenntes Blut.
Progesteron: weibliches Geschlechtshormon.
Prophylaxe: Krankheitsvorbeugung, -verhütung.
Proteine: Eiweißkörper. Sie bestehen aus einer Aneinanderreihung und Verkettung von Aminosäuren.

Rachitis: Vitamin-D-Mangelerkrankung.
Reduktion: Rückbildung.
Resektion: Herausschneiden eines Organteils.
Resorption: aufnehmen, aufsaugen.

Sekret: Absonderung von Flüssigkeit (zum Beispiel aus Drüsen, Zellen).
Serum: die nach der Blutgerinnung übrigbleibende klare Flüssigkeit.
Spongiose: Stützgerüst der Knochen.
Stoffwechsel: gesamter Vorgang des Abbaus und der Umwandlung von Nahrungsmitteln und Sauerstoff.
Streß: Reaktion des Körpers auf innere oder äußere Belastungen.
Struma: Kropf (Vergrößerung der Schilddrüse).
Symptom: Krankheitszeichen.
Synthese: Zusammensetzung, Darstellung einer chemischen Verbindung aus Elementen oder einfacheren Bausteinen.
Systole: oberer Wert beim Blutdruck (Messung).

Testosteron: männliches Sexualhormon.
Thrombozyten: Blutplättchen.
Thyroxin (T4): Schilddrüsenhormon.
Triglyceride: Neutralfette. Energielieferanten der Zellen.
Trijodthyronin (T3): das eigentlich wirksame Schilddrüsenhormon.
TSH: Abkürzung für thyreoideastimulierndes Hormon der Hypophyse.

Veganer: sich ausschließlich aus Pflanzenkost Ernährende.
Vegetarier: sich vorwiegend aus pflanzlicher Nahrung Ernährende.
Vene: Blutader
Viren: kleinste Krankheitserreger